Schmoller/Sill

**Der große TRIAS-Ratgeber
Asthma**

Dank

Wir möchten Frau Kristina Wandt herzlich für die Unterstützung beim Verfassen des Manuskripts danken.

Dr. med. Tibor Schmoller
Prof. Dr. med. Volker Sill

Der große TRIAS-Ratgeber
Asthma

- Wie neue Medikamente und Therapien Ihnen helfen
- Alles über verschiedene Formen und Auslöser
- So handeln Sie richtig im Notfall

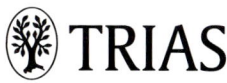

Leserservice:

Wenn Sie Fragen oder Anregungen
zu diesem Buch haben, schreiben Sie uns:
TRIAS Verlag Postfach 30 11 07
70451 Stuttgart
oder besuchen Sie uns im Internet:
www.trias-gesundheit.de

Umschlaggestaltung:
Cyclus · Visuelle Kommunikation, Stuttgart
unter Verwendung eines Fotos von Mauritius
und Stock Market

Textzeichnungen:
Christiane von Solodkoff

Cartoons: George Mocniak

Fotos: Margot und Gero Kahlbrandt

Lektorat und Bildredaktion:
Uta Spieldiener

Korrektorat: Maria Brand

Die Deutsche Bibliothek –
CIP-Einheitsaufnahme
Ein Titeldatensatz für diese Publikation ist
bei Der Deutschen Bibliothek erhältlich.

Wichtiger Hinweis:
Wie jede Wissenschaft ist die Medizin ständigen Entwicklungen unterworfen. Forschung und klinische Erfahrung erweitern unsere Erkenntnisse, insbesondere was Behandlung und medikamentöse Therapie anbelangt. Soweit in diesem Werk eine Dosierung oder eine Applikation erwähnt wird, darf der Leser zwar darauf vertrauen, dass Autoren und Verlag große Sorgfalt darauf verwandt haben, dass diese Angabe **dem Wissensstand bei Fertigstellung des Werkes** entspricht.
Für Angaben über Dosierungsanweisungen und Applikationsformen kann vom Verlag jedoch keine Gewähr übernommen werden. **Jeder Benutzer ist angehalten,** durch sorgfältige Prüfung der Beipackzettel der verwendeten Präparate und gegebenenfalls nach Konsultation eines Spezialisten festzustellen, ob die dort gegebene Empfehlung für Dosierungen oder die Beachtung von Kontraindikationen gegenüber der Angabe in diesem Buch abweicht. Eine solche Prüfung ist besonders wichtig bei selten verwendeten Präparaten oder solchen, die neu auf den Markt gebracht worden sind. **Jede Dosierung oder Anwendung erfolgt auf eigene Gefahr des Benutzers.** Autoren und Verlag appellieren an jeden Benutzer, ihm etwa auffallende Ungenauigkeiten dem Verlag mitzuteilen.

Dieses Buch wurde in der neuen deutschen Rechtschreibung verfasst.

Gedruckt auf chlorfrei gebleichtem Papier

© 2001 Georg Thieme Verlag
Rüdigerstraße 14, D-70469 Stuttgart
Printed in Germany
Satz: Fotosatz H. Buck, Kumhausen
Druck: Westermann Druck Zwickau GmbH,
Zwickau

ISBN 3-89373-657-3   2 3 4 5 6

Geleitwort

Das vorliegende Buch von Tibor Schmoller und Volker Sill ist ein Geschenk für alle Asthmatiker. In leicht zugänglicher Form und klarer Sprache erschließen sich dem Leser die Zusammenhänge zwischen Ursachen, Entstehung und Behandlung dieser Erkrankung. Man lernt, wie man sich schützen und auslösende Faktoren meiden kann. Dieses Buch zeigt auch auf, wie eine optimale medikamentöse Therapie aussehen sollte und wie man als Patient die Behandlungserfolge überwachen kann.

Als Selbstbetroffener mit Anstrengungsasthma habe ich bereits in früher Jugend meine ersten Asthmaerfahrungen nach einem 100-Meter-Lauf sammeln müssen. Asthma präsentiert sich – bedingt durch allergische und genetische Mechanismen – in vielen komplexen Ausprägungen. Da die meisten Asthmatiker mit dieser Erkrankung leben müssen, ist es unabdingbar, das Krankheitsgeschehen zu verstehen.

Der vorliegende Ratgeber ist ein idealer Wegbegleiter für alle Betroffenen. Er ermöglicht dem Leser, ein »Asthma-Experte« zu werden. Die durch die Lektüre dieses Buches gewonnenen Erkenntnisse werden dabei helfen, den gefürchteten Asthmaanfall zu verhindern und diese Erkrankung zu kontrollieren. Ich sage diesem Buch nicht nur großen Erfolg voraus, sondern auch, dass es allen Patienten mit Asthma eine wirkliche Hilfe sein wird.

Norbert Voelkel, MD, Professor of Medicine
Director Emphysema Research Unit
University of Colorado, Denver, Colorado, USA

Zu diesem Buch

Im langjährigen Umgang mit Asthmapatienten haben wir die Erfahrung gemacht, dass in der üblichen Sprechstunde zu wenig Zeit für eine umfassende Beratung bleibt.

Es ist wissenschaftlich erwiesen, dass eine Schulung des Patienten die Prognose seiner Asthmaerkrankung entscheidend verbessert. Der oft wechselhafte Verlauf von Asthma erfordert Kenntnisse über Ursachen und Auslöser sowie über vorbeugende Maßnahmen zur Kontrolle dieser Erkrankung. Der Patient muss darüber hinaus lernen, wie die einzelnen Asthmamedikamente wirken und wie die Therapie stufenweise den Beschwerden angepasst werden kann. Die Lungenfunktion sollte in regelmäßigen Abständen vom Hausarzt oder Facharzt kontrolliert werden. Erfolg und Misserfolg aller therapeutischen Maßnahmen müssen besprochen und gegebenenfalls in einem Tagebuch protokolliert werden. Es darf dabei nie vergessen werden, dass die medikamentöse Therapie der eine, die Lebensführung der andere Teil der Asthmabehandlung ist. Über all dies informiert Sie der vorliegende Ratgeber.

Dieses Buch soll Wege aufzeigen, die Erkrankung Asthma zu verstehen und sich aktiv an der Behandlung zu beteiligen. Versuchen Sie, Ihre Kenntnisse über Asthma ständig zu erweitern. Ein erfolgreicher Lernprozess ist der Schlüssel zur Kontrolle Ihrer Erkrankung. Je mehr Sie das Gelernte im täglichen Leben anwenden, desto schneller wird die Angst vor Asthma schwinden. Lesen Sie dieses Buch ruhig öfter, insbesondere die Abschnitte, die Sie am stärksten betreffen. Lassen Sie sich nicht von Ihrem Asthma beherrschen, sondern beherrschen Sie Ihr Asthma.

Dieser Ratgeber ist zudem als Informationshilfe für Eltern asthmakranker Kinder gedacht. Auch alle jene finden darin umfassende Erläuterungen, die – angeregt durch den Kontakt mit Asthmatikern im Familien-, Freundes- oder Bekanntenkreis sowie im beruflichen Umfeld – mehr über die Erkrankung wissen möchten. So soll das Buch beispielsweise Lehrer und Erzieher im Umgang mit asthmakranken Kindern unterstützen.

Wir hoffen, dass die hier zusammengetragenen Erkenntnisse auch allen ärztlich tätigen Kolleginnen und Kollegen bei der Betreuung von Asthmapatienten und insbesondere bei der Durchführung von Asthmaschulungen dienlich sein können.

Für Anregungen und Verbesserungsvorschläge sind wir dankbar. Bitte schreiben Sie uns auch, wenn Sie Fragen haben und sich noch mehr Aufklärung oder Information wünschen.

Hamburg, Juli 2001   Tibor Schmoller, Volker Sill

Wissenswertes in Kürze: Was ist Asthma?

Unter Asthma bronchiale – im Folgenden auch nur Asthma genannt – versteht man eine chronische Entzündung der Atemwege, die durch eine Überempfindlichkeit der Bronchien sowie eine Verengung der Atemwege

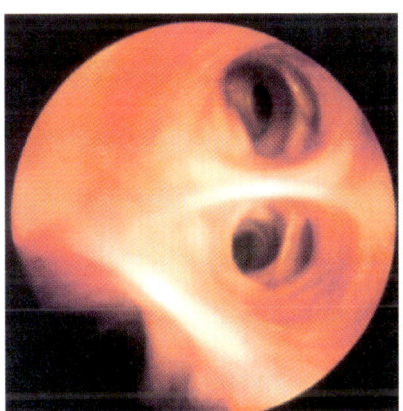 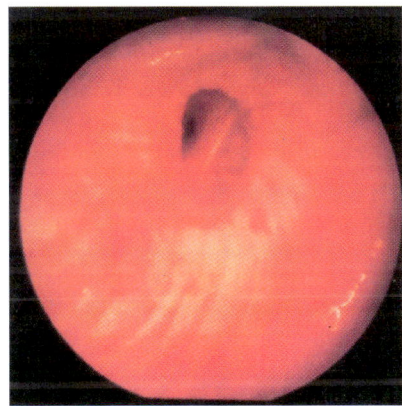

(Fotos: Dr. G. Jelke)

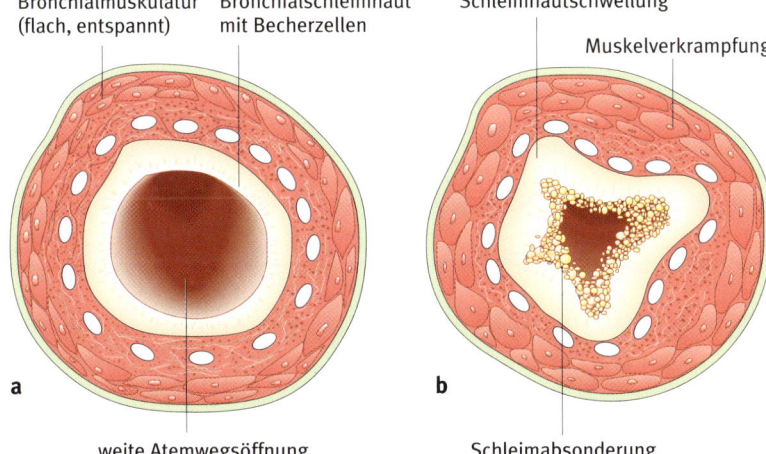

Abb. 1 a und b: Querschnitt durch gesunden Bronchus (li.) sowie verengten entzündeten Bronchus bei Asthma (re.); oben: Sicht bei Lungenspiegelung.

gekennzeichnet ist, welche sich entweder spontan oder unter Behandlung bessert. Nach den gegenwärtigen wissenschaftlichen Erkenntnissen beruht Asthma auf einer komplexen Entzündungsreaktion der Atemwege unter Beteiligung verschiedener Entzündungszellen, insbesondere Eosinophile und T-Lymphozyten, deren chemische Überträger- und Botenstoffe die Entzündung unterhalten oder verstärken. Äußere Faktoren wie Umwelteinflüsse und eine erbliche Veranlagung begünstigen die Entstehung von Asthma.

Ursachen der Bronchialverengung

- Verkrampfung der Muskulatur der Bronchialwand,
- Schwellung der Schleimhaut der Bronchien,
- vermehrte Schleimproduktion in den Atemwegen.

Oft tritt Asthma verstärkt während der Nacht oder am frühen Morgen auf. Allergien sowie auch nichtallergische Reize, z. B. Zigarettenrauch oder Infekte des Bronchialsystems durch Viren oder Bakterien, können Asthma auslösen oder verstärken.

Als Zeichen der Entzündung findet sich bei der Lungenspiegelung eine deutliche Rötung der Bronchialschleimhaut. Betrachtet man die mit einer Zange entnommene Schleimhaut unter dem Mikroskop, so wird erkennbar, dass die oberste Zellschicht (Epithel) teilweise zerstört ist. Das darunter liegende Gewebe ist von Entzündungszellen durchsetzt.

Die Folgen der verengten Atemwege sind Reizhusten, pfeifende Atemgeräusche (Giemen) und Luftnot. Vor allem die Ausatmung ist erschwert. Diese Beeinträchtigungen bezeichnet man als Asthmasymptome.

Typische Asthmabeschwerden

- Luftnot und Kurzatmigkeit
- Husten
- pfeifende Atemgeräusche
- glasig-zäher Auswurf
- Engegefühl in der Brust
- verminderte Belastbarkeit
- Abgeschlagenheit

Meist wird – bedingt durch die Entzündung – auch verstärkt zähflüssiger Bronchialschleim gebildet, der sich nur schwer abhusten lässt. Einige Patienten leiden zu Beginn der Erkrankung lediglich an einem störenden Reizhusten.

Was ist nächtliches Asthma?

Von nächtlichem Asthma spricht man, wenn die Beschwerden während der Nacht oder am frühen Morgen auftreten. Das ist bei mehr als 90 % der unbehandelten Asthmatiker der Fall. Als Ursache des nächtlichen Asthmas werden Hormonverschiebungen im Tag-Nacht-Rhythmus, nächtliches Verschlucken von zurückfließendem Magensaft sowie erblich bedingte Veränderungen der Betarezeptoren (s. S. 27) diskutiert.

Die folgende Grafik zeigt die Entstehung von Atemnot bei Asthma:

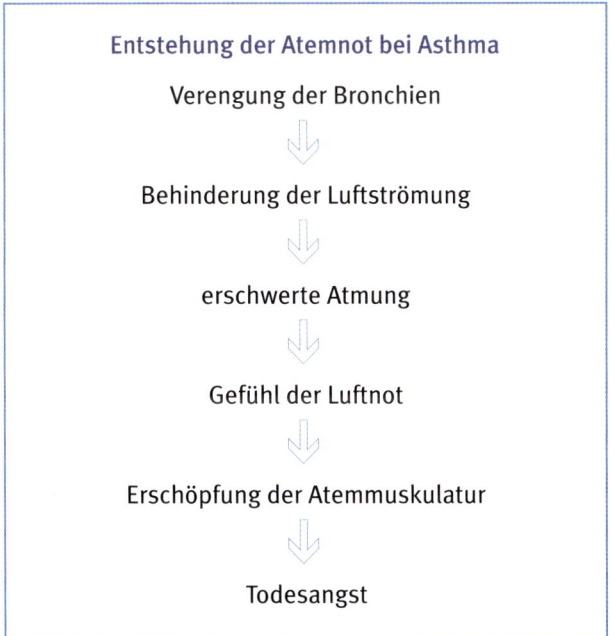

Entstehung der Atemnot bei Asthma

Verengung der Bronchien

Behinderung der Luftströmung

erschwerte Atmung

Gefühl der Luftnot

Erschöpfung der Atemmuskulatur

Todesangst

Asthma ist entgegen der landläufigen Meinung keine »moderne« Erkrankung. Bereits vor 4 000 Jahren war diese Form der Atemnot bekannt, wie die Lektüre alter chinesischer Medizinbücher beweist. Doch niemals konnte sie besser behandelt werden als heute.

Bronchiale Hyperreagibilität (BHR)

Die bronchiale Überempfindlichkeit (BHR) ist ein wesentliches Merkmal jeder Asthmaerkrankung. Sie entsteht vermutlich durch eine Läsion der Bronchialschleimhaut. Dadurch können bereits geringe Reize zu einer Bronchialverengung führen. 15 % der Bevölkerung leiden an einer BHR, aber nur 5–10 % leiden an Asthma, wobei noch nicht völlig geklärt ist, ob die BHR beim Nichtasthmatiker als Vorstufe oder Anlage von Asthma zu werten ist.

Asthmatiker weisen immer eine BHR auf. Bei Nichtasthmatikern kann die BHR z. B. durch Schadstoffexposition (Rauch, Kälte, Chlorwasser) oder nach einem bronchialen Infekt bzw. einer Lungenentzündung auftreten. Die Diagnose einer BHR gelingt durch Messung der Lungenfunktion mit Hilfe des inhalativen Reiz- oder Provokationstests (s. S. 53).

Wie häufig ist Asthma?

Man schätzt, dass in den westlichen Industrieländern ca. 5 % der Erwachsenen und bis zu 10 % aller Kinder an Asthma erkranken. Obgleich die Asthmabeschwerden – besonders bei Allergikern – oft bereits im Kindes- und Jugendalter beginnen, kann die Erkrankung in jedem Alter einsetzen. Insgesamt leiden in Deutschland ca. 6 Millionen Bundesbürger an dieser Erkrankung.

Weltweit nimmt Asthma zu, ohne dass bisher klare Ursachen ausgemacht werden konnten. Man diskutiert Umweltfaktoren wie erhöhte Konzentration von Luftschadstoffen und Passivrauchen, auch veränderte Lebens- und Ernährungsgewohnheiten. Die moderne Bauweise von Häusern mit verbesserter Wärmeisolation und verminderter Raumbelüftung sowie die Zunahme von Innenraumallergenen und -schadstoffen in industrialisierten Ländern tragen möglicherweise mit zur steigenden Anzahl von Asthmakranken bei. Studien aus Neuseeland und Australien machen Einflüsse durch verändertes Raumklima und wachsende Hausstaubmilbenbelastung in gut isolierten, jedoch unzureichend belüfteten und häufig mit Teppichböden ausgelegten Häusern verantwortlich.

Andere Studien zeigen, dass mütterliches Rauchen die Entstehung von Asthma begünstigt. Kinder mit vermindertem Geburtsgewicht infolge mütterlicher Rauchgewohnheiten tragen ein höheres Risiko, Asthmatiker zu werden. Neuere Untersuchungen sprechen dafür, dass bestimmte bakterielle Infekte im Säuglings- und Kleinkindalter – offenbar durch Stärkung des Immunsystems – der Entstehung von Allergien entgegenwirken, während bestimmte Virusinfekte, z. B. durch Rhino- oder Adenoviren, sowie bakterielle Infekte durch Chlamydien und Mykoplasmen die Entwicklung asthmatischer Erkrankungen begünstigen.

Vorkommen und Häufigkeit von Asthma in Deutschland

- 6 Millionen Erkrankte
- 5 % aller Erwachsenen
- 10 % aller Kinder
- ca. 6 000 Todesfälle im Jahr
- ca. 5 Milliarden DM Kosten im Jahr

Bestehen geografische Unterschiede?

In einer Studie an insgesamt 460 000 13–14-jährigen Kindern, die in den Jahren 1992–1996 durchgeführt wurde, konnte gezeigt werden, dass die Asthmahäufigkeit ein West-Ost- sowie ein Nord-Süd-Gefälle erkennen lässt. Die niedrigste Anzahl asthmakranker Kinder fand sich in Äthiopien, Indien, Albanien und Russland (1,9–4,4 %), die höchste in Großbritannien, Schottland, Australien, Neuseeland, Kanada und den USA (24,6–36,7 %). Erhebliche Unterschiede fanden sich auch in den europäischen Ländern, z. B. Griechenland (3,7 %), Italien (8,9 %) und Deutschland (13,8 %). Diese Befunde unterstützen die Vermutung, dass in Staaten mit geringerer Hygiene und überwiegender Agrarstruktur weniger Menschen an Allergien und Asthma erkranken als in typischen westlichen Industriestaaten. Eine kurz nach der Wiedervereinigung durchgeführte Vergleichsstudie an 9–11-jährigen Kindern in Ost- und Westdeutschland bestätigte das West-Ost-Gefälle: In München fanden sich deutlich mehr Kinder mit Asthma und Allergien als in Halle und Leipzig. Bei einer Nachuntersuchung 5 Jahre später waren diese Unterschiede nicht mehr feststellbar.

Das Risiko, an Asthma zu erkranken, erhöht sich offenbar bei westlicher Lebensweise. Der hier übliche vermehrte Konsum an ungesättigten Fettsäuren in der Nahrung fördert die Produktion des für die Allergiebereitschaft wichtigen Eiweißkörpers Immunglobulin E (IgE). Der erhöhte

Kontakt mit bestimmten Infektionserregern in den Kinderhorten der DDR hatte andererseits zu einer verbesserten Immunität mit einer verminderten Anfälligkeit für Allergien geführt.

Der Zusammenhang zwischen Allergien und Asthma

Die Allergie ist der wichtigste einzelne Risikofaktor für die Entwicklung von Asthma. Ca. 75 % der Asthmatiker weisen eine Allergie auf. Eine Allergie ist eine bestimmte Fehlreaktion des Immunsystems bei Kontakt mit in der Regel harmlosen Stoffen aus der Umwelt wie Pollen, Pilzsporen oder Tierhaaren. Folge ist eine krank machende Überempfindlichkeit, die sich im Fall von Asthma am Bronchialsystem abspielt. Die Mehrheit der Asthmatiker weist typische Allergiemerkmale auf, die sich durch eine Blutuntersuchung sowie im Hauttest nachweisen lassen. So trägt beispielsweise ein Heuschnupfenpatient ein gegenüber der Normalbevölkerung erhöhtes Risiko, an Asthma zu erkranken. Andererseits weisen 40 % aller Heuschnupfen-Patienten eine Überempfindlichkeit der Atemwege auf, ohne dass bereits ein Asthma vorliegt.

Wird Asthma vererbt?

Untersuchungen aus der Genforschung haben ergeben, dass bestimmte Anlagen für Asthma auf unterschiedlichen Genorten der Chromosomen verankert sind. Besonders bei allergischem Asthma ist eine erbliche Veranlagung nachgewiesen. Zwillingsstudien und die familiäre Häufung allergischer Erkrankungen belegen diese genetische Disposition. Sie besagt, dass das Risiko, an Asthma zu erkranken, steigt, wenn bereits Vater, Mutter oder andere direkte Blutsverwandte an Allergien oder Asthma leiden.

Allergien in der Familie und Allergierisiko

Die folgenden Werte zeigen das Allergierisiko eines Kindes bei entsprechender Vorbelastung anderer Familienmitglieder.

beide Eltern gesund:	5–15 %
ein Elternteil mit Allergie:	20–40 %
ein Geschwisterkind mit Allergie:	25–35 %
beide Eltern Allergiker:	60–80 %

Die Rolle der Umweltschadstoffe

Die geografischen Unterschiede sprechen dafür, dass der westliche Lebensstil ein erheblicher Risikofaktor für die Entstehung von Asthma ist, während bestimmte Arten der Luftverschmutzung (z. B. Schwefeloxide) sowie schlechtere Lebensbedingungen wenig Einfluss auf die Asthma- und Allergiehäufigkeit haben. Es ist sogar zu vermuten, dass einfache Lebensbedingungen die körpereigene Abwehr gegenüber Asthma und Allergien eher stärken. Luftschadstoffe wie Stickoxide und Ozon sowie in der Luft enthaltene Schwebstäube, die so genannten partikulären Luftschadstoffe, scheinen andererseits die Entstehung von Asthma und Allergien zu begünstigen oder bereits bestehende Allergien zu verstärken.

Der Einfluss von Luftschadstoffen auf allergisches Asthma

Wissenschaftliche Studien lassen einen Zusammenhang zwischen der Zunahme von allergischem Asthma und folgenden Luftschadstoffen vermuten:

gasförmige Luftschadstoffe
Stickoxide
Ozon

partikuläre Luftschadstoffe
im Innenraum
Tabakrauch (Nebenstrom)
in der Außenluft
atmosphärische Schwebstäube (insbesondere ultrafeine Partikel < 1 µm)

Dieselrußpartikel

(modifiziert nach J. Ring, J. Wenning. Weißbuch: Allergie in Deutschland 2000)

In Zusammenhang mit dem starken Anstieg allergischer Asthmaerkrankungen wird vor allem die Rolle der Umweltfaktoren diskutiert. In unserer Umwelt – bedingt durch die fortschreitende Industrialisierung – lassen sich in zunehmendem Maß schädliche Stoffe, insbesondere auch Chemikalien, nachweisen, die das ökologische Gleichgewicht stören und dabei zu einer Gefahr für Pflanzen, Tiere und Menschen werden. Nach Untersuchungen der US-amerikanischen Environmental Protection Agency (EPA) kommen in unserem alltäglichen Umfeld mehr als 60 000 (!) Chemikalien vor. Etwa 13 000 sind Bestandteile von Pflanzenschutzmitteln, Arzneien, Kosmetika und Lebensmitteln. Es konnte gezeigt werden, dass auch primär nichtallergisierende Stoffgemische Allergien verstärken können.

Obwohl Umweltschadstoffe nicht kritiklos als alleinige Erklärung für die Zunahme von Allergien herangezogen werden sollten, sind Zusammenhänge mit einer Verstärkung oder Auslösung von Allergien (z. B. bei der Pollenallergie) eindeutig nachgewiesen.

Vermutete Ursachen der weltweiten Zunahme von Allergien

- Zunahme der Allergenexposition (in der Außenluft und in Innenräumen)
- Auftreten neuer Allergene und Schadstoffe
- Allergie fördernde Wirkung von Umweltverunreinigungen
- geringere Stimulation des frühkindlichen Körperabwehrsystems (z. B. übertriebene Hygiene, weniger Infektionen und Parasiten)
- westlicher Lebensstil (z. B. Klimaanlagen, gut isolierte Häuser mit vermindertem Luftaustausch, geringes Lüften)

(modifiziert nach J. Ring, J. Wenning. Weißbuch: Allergie in Deutschland 2000)

Die Sterblichkeit bei Asthma

Trotz aller medizinischen Fortschritte ist die Anzahl der Todesfälle im Zusammenhang mit Asthma in den letzten Jahrzehnten nicht gesunken. Das liegt auch daran, dass es immer mehr Asthmatiker gibt. Gemessen an der großen Anzahl von Asthmakranken sterben allerdings nur wenige an dieser Erkrankung. Die Mehrzahl solcher Todesfälle ließe sich vermeiden, wenn Patienten besser informiert wären oder sie die Behandlungsempfehlungen ihres Arztes gewissenhafter befolgten. Tödliche Komplikationen durch Asthma sind am häufigsten bei Betroffenen über 55 Jahre, weil im höheren Alter oft zusätzliche Erkrankungen auftreten. Gerade für diese Patientengruppe gilt: Kenntnisse über die individuelle medikamentöse Behandlung ihrer Erkrankung, deren konsequente Einhaltung und die Anwendung vorbeugender Maßnahmen senken das Risiko von Komplikationen.

Studien aus den USA zeigen, dass Farbige gegenüber der betroffenen weißen Bevölkerung ein dreifach höheres Risiko tragen, an Asthma zu sterben. Die Ursache ist vermutlich mangelhafte medizinische Versorgung und Information wegen der relativen Armut dieser Bevölkerungsgruppe. Ähnliches gilt für weiße Familien aus unteren sozialen Schichten, auch deshalb, weil das Angebot einer medizinischen Versorgung nur unzureichend wahrgenommen wird. Als weiterer Risikofaktor ist der vermehrte Zigarettenkonsum in dieser Patientengruppe anzusehen.

Ist Asthma heilbar?

Asthma bronchiale basiert auf einem chronischen, also andauernden Entzündungsprozess der Atemwege. Es ist eher wahrscheinlich, dass die Erkrankung im Lauf der Zeit nicht absolut verschwindet. Bei kindlichem Asthma verlieren sich die Beschwerden spontan in bis zu 60 % der Fälle im zweiten Lebensjahrzehnt. Bei Erwachsenen ist eine spontane, vollständige Rückbildung der Symptome in maximal 20 % der Fälle zu erwarten. Ohne Behandlung bleibt die Entzündungsreaktion der Atemwege zumeist bestehen oder verstärkt sich sogar. Unter umsichtiger Kontrolle und regelmäßiger medikamentöser Therapie sind sowohl Lebenserwartung als auch Lebensqualität in der Regel nicht wesentlich eingeschränkt. Ein gut eingestellter Asthmatiker wird glücklicherweise nur selten daran erinnert, dass seine Atemwege überempfindlich reagieren. Bei den meisten Patienten ist die körperliche Leistungsfähigkeit nicht beeinträchtigt. Es gibt sogar viele Leistungssportler mit Asthma.

Wichtig ist, dass Sie selbst in der Lage sind, den Zustand Ihrer Bronchien zu beurteilen. Seien Sie ehrlich sich selbst gegenüber. Schämen Sie sich nicht Ihrer Erkrankung, sondern bekennen Sie sich dazu, Asthmatiker zu sein. Versuchen Sie auch nicht mit scheinbarem Mut, die Beschwerden zu ertragen, nur um Medikamente einzusparen. Benutzen Sie Ihr Peak-Flow-Meter (s. S. 96 ff.), solange Sie nicht völlig beschwerdefrei sind, und sprechen Sie mit Ihrem Arzt über die Ergebnisse.

Jeder Mensch hat irgendein »schwaches Organ«. Die einen beklagen Migräne, die nächsten Verdauungsprobleme, andere müssen mit ihren überempfindlichen Bronchien bzw. Asthma leben. Letzteres betrifft etwa 10 % der Gesamtbevölkerung dieser Welt. Aufgrund der weit entwickelten medikamentösen Therapie ist Asthma heutzutage gut zu kontrollieren.

Etwas Anatomie: Aufbau und Funktion von Atemwegen und Lunge

Ein kurzer Exkurs über die Anatomie unseres Atemsystems wird Ihnen dabei helfen, die krank machenden Abläufe bei Asthma besser zu verstehen.

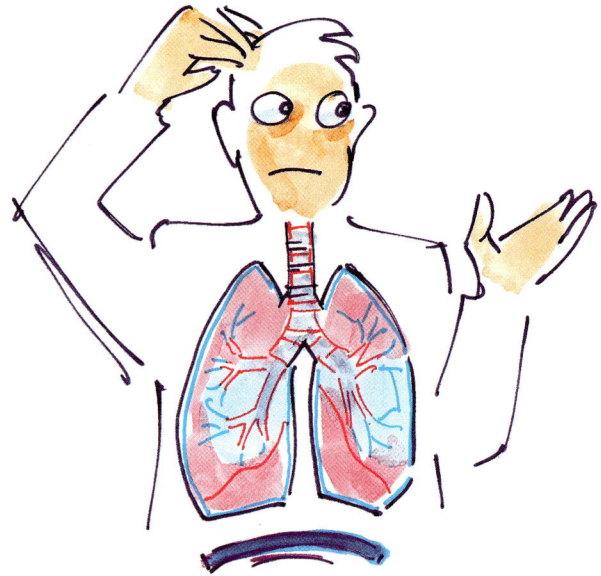

Wie sehen die Atemwege aus?

Vom Mund-Rachen- und Nasen-Rachen-Raum gelangt man über den Kehlkopf zu den zentralen Atemwegen. Diese sind röhrenförmig ausgebildet. Sie beginnen direkt hinter der Stimmritze des Kehlkopfs mit der Luftröhre. Die **Luftröhre** wird vorn aus halbmondförmigen Knorpelspangen und hinten aus einer Muskelschicht gebildet. Innen ist sie mit einer Schleimhaut ausgekleidet. Die Luftröhre gabelt sich in zwei Hauptäste, die wiederum Knorpel und spiralförmig angeordnete Muskulatur enthalten und als Stammbronchien bezeichnet werden.

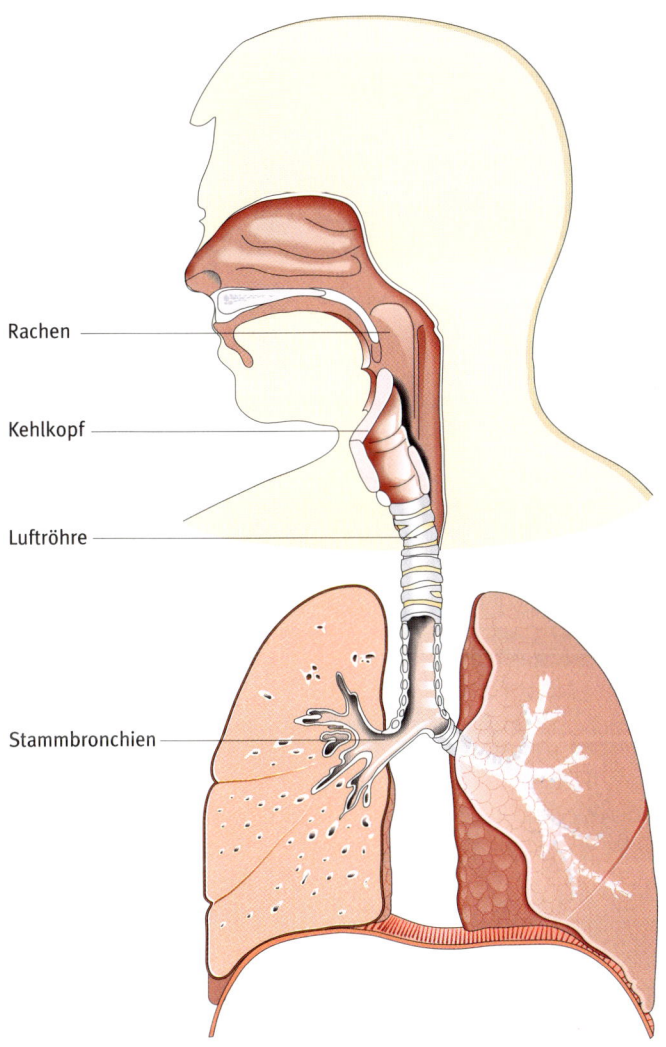

Rachen

Kehlkopf

Luftröhre

Stammbronchien

Abb. 2: Aufbau der Atemwege.

Diese **Stammbronchien** teilen sich entsprechend der Anzahl der Lungenlappen in die **Lappenbronchien** auf: Innerhalb der rechten Lunge sind drei, in der linken Lunge zwei Lappenbronchien zu finden. Aus ihnen gehen die **Segmentbronchien** hervor, die zu einzelnen Teilen (Segmenten) der Lunge führen und sich gleichmäßig insgesamt

16-mal teilen, um in kleine knorpelfreie Bronchien, die sog. Bronchiolen zu münden. Nach weiteren Teilungen münden diese sehr kleinen Atemwege in die traubenförmig angelegten Lungenbläschen, die **Alveolen**.

Der knorpelfreie Teil der Bronchien hat einen speziellen Aufbau: Die Bronchiolen werden außen von spiralförmigen, glatten Muskelfasern umschlossen, innen kleidet sie eine Schleimhautschicht aus. In der obersten Schicht dieser Schleimhaut, dem so genannten Bronchialepithel, befinden sich Drüsenzellen (Becherzellen), die Bronchialsekret produzieren. Seine Aufgabe ist es, die Oberfläche der Atemwege anzufeuchten und mit einem Schutzfilm zu überziehen. Andere Zellen tragen auf ihrer Oberfläche winzig kleine Härchen (Flimmerhärchen oder Zilien), die rhythmisch und schnell mundwärts schlagen und dadurch den auf der Schleimhaut befindlichen Bronchialschleim zusammen mit den abgelagerten Staubteilchen wellenförmig in Richtung Mund-Rachen-Raum transportieren.

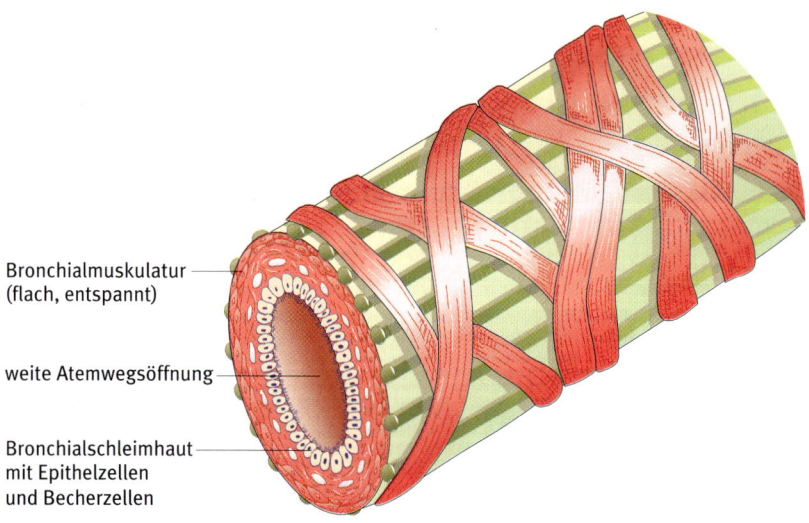

Bronchialmuskulatur
(flach, entspannt)

weite Atemwegsöffnung

Bronchialschleimhaut
mit Epithelzellen
und Becherzellen

Abb. 3: Querschnitt durch einen gesunden Bronchus.

Eine fortwährende Belastung der Bronchialschleimhaut durch Zigarettenrauch führt zu einer Funktionseinschränkung oder Zerstörung der für den Schleimtransport notwendigen Flimmerhärchen sowie zu einer Vermehrung der Schleim bildenden Becherzellen. Die Abbildungen der ge-

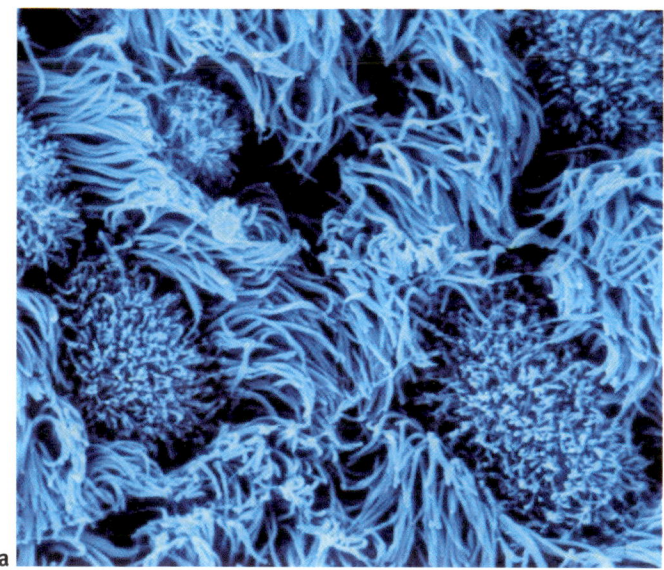

a

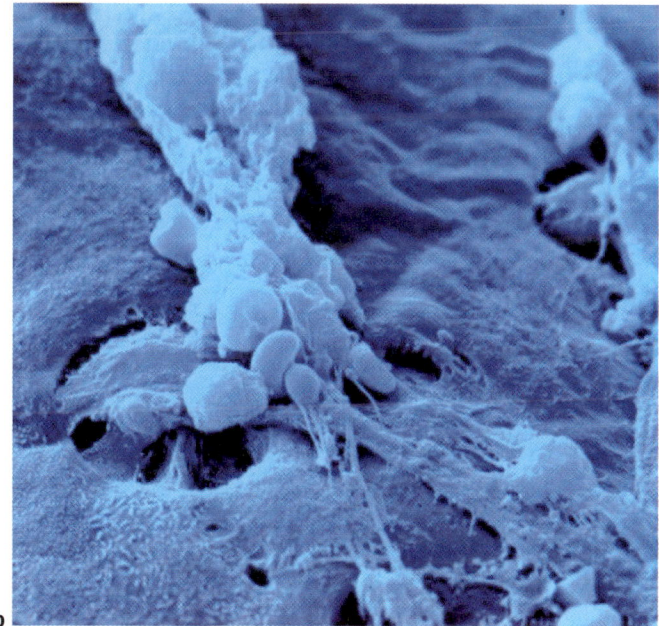

b

Abb. 4 a und b: Flimmerhärchen der Atemwegsschleimhaut. Oben bei einem Nicht-raucher, unten geschädigt durch Zigarettenrauch (elektronenmikroskopische Auf-nahme von Prof. K. Morgenroth).

sunden und der durch Zigarettenrauch geschädigten Bronchialschleimhaut lassen erahnen, wie die bronchiale Empfindlichkeit eines Asthmakranken durch Zigarettenrauch noch verstärkt wird.

Die Aufgaben der Lunge

Die Lunge ist das Atmungsorgan des Menschen. Ihre Hauptaufgabe ist es, Sauerstoff (O_2) aus der Luft aufzunehmen und vom Körper gebildetes Kohlendioxid (CO_2) in die Außenluft abzugeben. Dieser Vorgang der Be- und Entladung mit Sauerstoff bzw. Kohlendioxid wird Gasaustausch genannt. Der Transport der Gase erfolgt über die Atemwege, durch die der Sauerstoff beim Einatmen bis zu den Lungenbläschen gelangt.

Die Lungenbläschen sind nur durch eine sehr dünne Haut von den kleinsten Blutgefäßen im menschlichen Körper, den Kapillaren, getrennt. Hier gelangt der mit der Atemluft eingeatmete Sauerstoff ins Blut und von dort in die roten Blutkörperchen, wo er an den roten Blutfarbstoff, das Hämoglobin, gebunden wird. Über die Arterien kommt der Sauerstoff mit den roten Blutkörperchen zu allen Körperorganen, um deren Funktion aufrechtzuerhalten.

In umgekehrter Richtung, also mit der Ausatmung, erfolgt der Abtransport von Kohlendioxid, das als Abfallprodukt der Energiegewinnung überall im Körper bzw. in den Körperzellen entsteht.

Wie die Atmung funktioniert

Zum Ein- und Ausatmen von Luft benötigen wir unsere Atemmuskulatur. Der wichtigste Atemmuskel ist das Zwerchfell, das als große Muskelplatte quer zwischen Brust- und Bauchraum liegt. Zwischenrippenmuskeln, Brust- und Bauchmuskeln sowie verschiedene Muskeln des Schultergürtels helfen bei der Atemarbeit.

Die Atemmuskeln wirken wie eine Pumpe: Beim Einatmen senkt sich das Zwerchfell nach unten in Richtung Bauch, die Schultern und Rippen heben sich leicht. Dadurch werden die Lungenflügel gedehnt, es entsteht ein leichter Unterdruck, sodass Luft in die Lunge einströmen kann. Das Ausatmen geschieht überwiegend passiv durch die Elastizität der Lungenflügel: Vergleichbar mit einem gespannten Gummiband, »schnurrt« die Lunge bei nachlassendem Zug zusammen und entlässt die in ihr befindliche Luft.

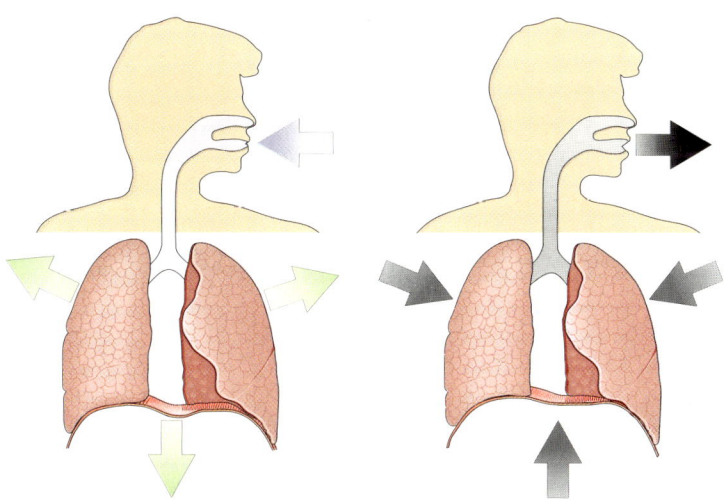

Abb. 5: Bewegungen im Brustkorb beim Ein- und Ausatmen.

Die Atmung wird u. a. über ein Atemzentrum im Gehirn und über Dehnungsrezeptoren in der Lunge, die wie Empfänger oder Fühlkörperchen arbeiten, gesteuert. So wird ein gleichmäßiges Ein- und Ausatmen erreicht, das den Bedürfnissen (z. B. beim Sport) angepasst ist. Wie stark die Lunge »belüftet« ist, hängt von der Beweglichkeit des Brustkorbs, von der Kraft der Atemmuskeln, der Dehnbarkeit der Lunge sowie von der Weite der Atemwege ab. Der Übergang des Sauerstoffs ins Blut kann durch Entzündungen in den Lungenbläschen und Kapillaren behindert sein. Bei Asthma führt die Verengung der Bronchien zu einer reduzierten Belüftung der Lunge.

Für die Weite der Atemwege sind die so genannten Betarezeptoren zuständig. Diese »Empfänger« sind überwiegend in der Muskulatur der Bronchien lokalisiert. Wenn sie aktiviert oder stimuliert werden, kommt es über eine Reihe chemischer Reaktionen zu einer Erweiterung der Atemwege. Werden die Rezeptoren hingegen blockiert (z. B. durch die Medikamentengruppe der Betablocker bei Bluthochdruckbehandlung), so verengen sich die Bronchien.

An den Betarezeptoren greift eine große Gruppe von Asthmamedikamenten an, die als Beta-Sympathomimetika bezeichnet werden (s. S. 66 ff.). Sie stimulieren die Rezeptoren, was zu einer schnellen Erweiterung der Atemwege führt.

Welche Bedeutung hat die Nasenatmung?

Normalerweise atmen wir über die Nase ein. Dabei hat die Luft direkten Kontakt mit der Nasenschleimhaut und wird gereinigt, befeuchtet und erwärmt. Solange Sie also frei durch Ihre Nase einatmen, bleibt die Atemluft feucht und warm. Bei Mundatmung ist die Luft dagegen kühler, ungefiltert und trocken. Das kann bei Asthmatikern zu Beschwerden führen.

Sollten Sie mit offenem Mund schlafen, könnte dies ein Hinweis auf enge Nasenwege oder Nasenpolypen sein. Bei Kindern ist die Mundatmung der erste Hinweis auf eine vergrößerte Rachenmandel (Adenoide).

Bei· gehäuften Nasennebenhöhlenentzündungen und bei Verdacht auf Nasenpolypen sollte ein Hals-Nasen-Ohren-Arzt zurate gezogen werden. Ziel der Behandlung ist die Herstellung und Sicherung einer guten Belüftung und Drainage des Nasennebenhöhlensystems. Die Basisbehandlung besteht immer in abschwellenden und Schleim lösenden Maßnahmen. Darüber hinaus empfiehlt sich eine Stärkung der Infektabwehr (z.B. durch Impfungen oder Einnahme von Multivitaminpräparaten). Bei verstopfter Nase empfiehlt sich eine abschwellende lokale Therapie mit Corticoiden, wie z.B. Nasacort®, Nasonex® oder Pulmicort Topinasal®. Nach eigenen Erfahrungen kann auch eine antientzündliche Therapie mit dem Leukotrienantagonisten Montelukast (Singulair®) in Tablettenform sehr hilfreich sein. Sofern sich die Nasen- und Nasennebenhöhlenpolypen durch die genannten Maßnahmen nicht bessern, sollte seine operative Entfernung erfolgen, um wieder eine normale Belüftung der Nasennebenhöhlen zu gewährleisten.

Nasen- und Bronchialschleimhaut sind sich in ihrer Struktur sehr ähnlich, daher wird auch die allergische Entzündung der Nasenschleimhaut mit antientzündlich wirksamen Medikamenten behandelt, die Asthma lindern. Geeignete Maßnahmen sind die lokale Therapie mit Cromoglicinsäure (z.B. Intal®), Antihistaminika (z.B. Allergodil®) oder Steroiden (z.B. Nasacort®, Nasonex® oder Pulmicort Topinasal®). Auch die Einnahme von antiallergisch wirksamen Tabletten, so genannten Antihistaminika (z.B. Terfenadin, Präparat Telfast®), ist möglich. In schweren Fällen von allergischer Nasenschleimhautentzündung wird kurzfristig auch Cortison in systemischer Form (Tabletten oder Injektionen) eingesetzt. Parallel zur medikamentösen Therapie sollten die Allergene als mögliche Auslöser gemieden werden.

Wie sich die Atemwege durch Asthma verändern

Im Anfangsstadium von Asthma ist die Verengung der Atemwege vollständig rückbildungsfähig. Wird Asthma im weiteren Verlauf unzureichend behandelt, entsteht – bedingt durch chronische Entzündungsvorgänge – ein Wandumbau der Atemwege. Es kommt zu einer Vernarbung (Fibrosierung) der Bronchialwand und zu einer Verdickung der Muskulatur. Die Folge: Die Verengung der Bronchien lässt sich durch Medikamente zunehmend schlechter beeinflussen.

Die gesunde Lunge enthält ca. 300 Millionen kleiner Bläschen (Lungenbläschen), in denen der Gasaustausch stattfindet. Über diese Lungenbläschen oder Alveolen wird Sauerstoff aus der eingeatmeten Luft ins Blut aufgenommen und Kohlendioxid in die Ausatemluft abgegeben.

Die durch Vernarbung dauerhaft verengten Bronchien erhöhen den Widerstand in den Atemwegen. Bei der größtenteils passiven Ausatmung bleibt daher vermehrt Luft in den Lungenbläschen »gefangen«. Man spricht daher von »gefangener Luft«, englisch »airtrapping«. Dies bedeu-

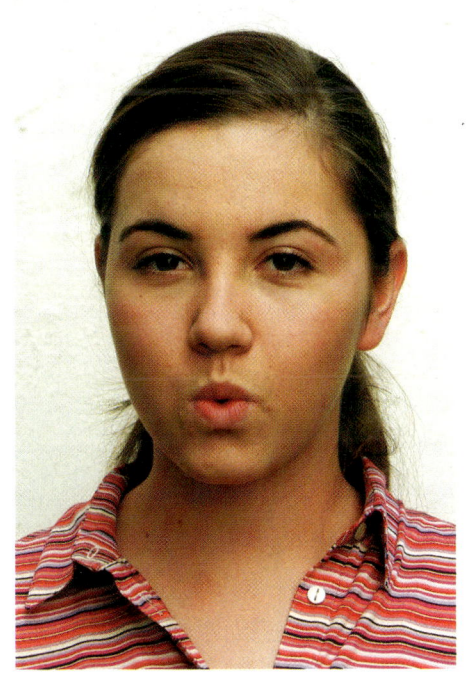

Abb. 6: Die Lippenbremse.

tet eine zunehmende Druckbelastung der Alveolen. Wie bei einem Luftballon, der ständig zu stark aufgeblasen wird, kann daraus eine Überblähung der Lungenbläschen entstehen. Bei schwerem und anhaltendem Asthma können Lungenbläschen nicht nur überdehnt, sondern schließlich auch zerstört werden. Aus vielen Millionen kleinen Lungenbläschen mit einer riesigen Austauschfläche für Sauerstoff und Kohlendioxid entstehen schließlich tausende von größeren Lungenblasen mit einer nur noch kleinen Oberfläche zur Aufnahme von Sauerstoff. Die für den Gasaustausch zur Verfügung stehende Fläche schrumpft sozusagen von der Größe eines Fußballfeldes auf die eines Tennisplatzes zusammen. Unter körperlicher Belastung kann nun nicht mehr genügend Sauerstoff aufgenommen werden.

Diese strukturellen Veränderungen der Lunge werden als **Lungenemphysem** bezeichnet. Es findet sich in typischer Weise bei der chronischen Bronchitis des Rauchers. Auch beim Asthmatiker sind diese Umbauvorgänge des Lungengewebes möglich, jedoch meist nur bei sehr schweren Formen.

Das Lungenemphysem geht mit schlaffen, instabilen Atemwegen einher. Dies bedeutet, dass die Bronchien besonders bei schnellem Ausatmen zusammenfallen (kollabieren). Der Arzt erkennt diesen Kollaps der Atemwege anhand des Lungenfunktionstests. Patienten versuchen, das Kollabieren ihrer Bronchien zu verhindern, indem sie mit fast geschlossenen Lippen ausatmen. Die Folge dieser sehr hilfreichen »Lippenbremse« ist ein erhöhter Druck in den Atemwegen während der Ausatmung. Die Lippenbremse (siehe Abb. 6) ist auch für junge Menschen mit Asthma eine wirksame Atemübung.

Asthma ist nicht gleich Asthma

Im folgenden Kapitel erfahren Sie alles über die verschiedenen Formen von Asthma, die sich vor allem durch ihre Auslöser voneinander unterscheiden. Doch zunächst werfen wir einen Blick auf die Entstehung der Erkrankung.

Wie Asthma entsteht

Obgleich die Ursachen für die Entstehung von Asthma nicht vollständig geklärt sind, besteht Einigkeit darüber, dass die Entzündungsreaktion der Atemwege auf allergisierende und/oder nichtallergisierende Reize im Mittelpunkt der Veränderungen steht. Dieser Vorgang ist äußerst kompliziert. Sehr viele unterschiedliche Entzündungszellen sowie von ihnen

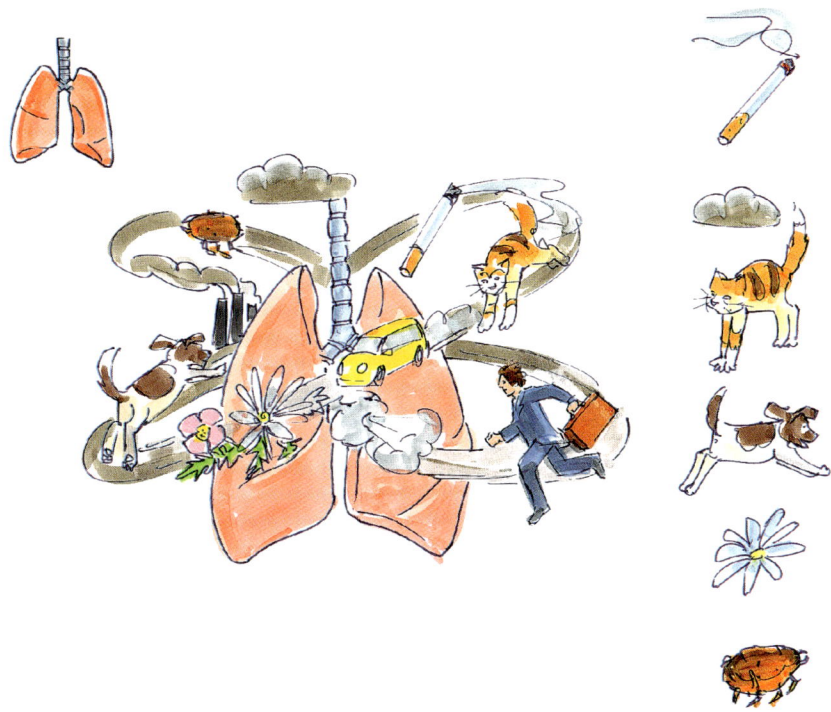

freigesetzte Botenstoffe (Mediatoren) und an den Nervenendungen gebildete Nervenhormone (Neurotransmitter) sind an diesem Prozess beteiligt. Mediatoren werden auch aus der teilweise zerstörten obersten Zellschicht der Bronchialschleimhaut, dem Epithel, freigesetzt.

Man unterscheidet zwei Phasen der asthmatischen Reaktion: die Sofortreaktion innerhalb von 15 Minuten und die Spätreaktion, die ca. 4 bis 6 Stunden später einsetzt und über Tage anhalten kann. In der **Sofortreaktion** oder Frühphase wird nur eine einzige Entzündungszelle, die Mastzelle, aktiviert, aus der u. a. der Botenstoff Histamin bei Kontakt mit einem Allergen freigesetzt wird. Histamin führt nicht nur zu einem sofortigen Muskelkrampf (Spasmus), sondern alarmiert noch weitere Entzündungszellen (insbesondere Eosinophile und Lymphozyten). Die von ihnen ausgeschütteten Botenstoffe wiederum können eine Entzündung der Schleimhaut sowie eine länger andauernde Verkrampfung der Bronchialmuskulatur auslösen. Dieser Vorgang wird als **Spätreaktion** bezeichnet. Die Schwellung der Bronchialschleimhaut führt bei fortdauernder Entzündung zu einer Schädigung der obersten schützenden Zellschicht, des Epithels. Dies verstärkt die Empfindlichkeit der Atemwege gegenüber weiteren Reizen.

Die Auslöser: allergisch oder nichtallergisch

Es gibt sehr viele Auslöser für Asthma. Grundsätzlich sind nichtallergische und allergische Formen zu unterscheiden. Dem allergischen oder exogenen Asthma liegt eine Allergie zugrunde. Es beginnt meist in der Kindheit und wird von Allergien anderer Organsysteme, sog. Atopien, begleitet. Dazu gehören Heuschnupfen, Neurodermitis und Nahrungsmittelallergien. Bei nicht allergischem oder endogenem Asthma lässt sich eine Allergie nicht nachweisen. Häufig steht ein bronchialer Infekt am Anfang der Beschwerden. Das Asthma beginnt meist im Erwachsenenalter. Ca. 10 % der Betroffenen leiden an Nasenpolypen. Relativ häufig sind allergieähnliche Reaktionen auf Salicylsäure, die als Pseudoallergien bezeichnet werden.

Was ist eine allergische Reaktion?

Eine allergische Reaktion ist dadurch gekennzeichnet, dass das körpereigene Abwehr(Immun-)system auf bestimmte Stoffe unserer Umwelt, die für den gesunden Menschen harmlos sind, übersteigert antwortet und

Nichtallergisches (endogenes) Asthma

- infektbedingt durch Viren oder Bakterien
- physikalisch-irritativ (z. B. kalte Luft)
- chemisch-irritativ (z. B. Ozon)
- Anstrengungsasthma
- pseudoallergisches Asthma, z. B. durch Medikamente, Lebensmittel und Lebensmittelzusatzstoffe
- psychisch bedingtes Asthma

Allergisches (exogenes) Asthma

- Pollen
- Hausstaubmilben
- Tierhaare und -epithelien
- Schimmelpilzsporen
- Berufsallergene (z. B. Mehlstaub)
- Latex
- Nahrungsmittel
- Chemikalien
- Medikamente
- Konservierungsmittel

dadurch im Körper unerwünschte Reaktionen auslöst. Zuvor muss der Allergiker jedoch eine Phase durchlaufen, in der er für diesen bestimmten Stoff (z. B. Roggenpollen) empfindlich gemacht wird. Man spricht von Sensibilisierung. Sie geschieht unbemerkt und führt zur Bildung von Antikörpern.

Die dafür verantwortlichen Zellen im menschlichen Körper sind die zu den weißen Blutkörperchen gehörenden B-Lymphozyten, kurz B-Zellen genannt. Während der Sensibilisierung bilden die B-Zellen bei Kontakt mit einem speziellen Allergen über verschiedene Zwischenstufen bestimmte Eiweißkörper, die als Immunglobulin E, abgekürzt IgE, bezeichnet werden. Die IgE-Antikörper werden in der äußeren Hülle der B-Zellen verankert, wo sie, mit Fangarmen ausgestattet, auf einen erneuten Kontakt mit dem betroffenen Allergen warten. Die Zellen haben damit also praktisch ein »Gedächtnis« entwickelt, mit dem sie sich jederzeit an das Allergen »erinnern«.

Hat der Allergiker nun erneut Kontakt zu »seinem« Allergen (z. B. Roggenpollen), verbindet es sich mit den Fangarmen des IgE. Dabei werden über eine Kaskade von chemischen Reaktionen Botenstoffe freigesetzt, die die allergischen Reaktionen auslösen.

Eine Allergie kann praktisch an allen Organen und Regionen des Körpers auftreten. Haut und Schleimhäute sind die Grenzflächen, hier spielt sich die Auseinandersetzung des Organismus mit seiner Umwelt unmittelbar ab. Besonders häufig sind daher Haut und Schleimhäute der Bronchien, Nase, Augen und des Darmes betroffen. Die Allergie führt zu sehr unterschiedlichen Krankheitsbildern. Die folgenden Zahlen zeigen, wie viel Prozent der Bevölkerung in Mitteleuropa an welchen Allergien leiden:

- Etwa 15 % sind von einer allergischen Entzündung der Nasenschleimhaut und Augenbindehaut, der allergischen Rhinitis und Conjunctivitis (»Heuschnupfen«), betroffen,
- etwa 10 % leiden an Milchschorf oder allergischen Hautekzemen (Neurodermitis),
- etwa 5–10 % haben allergisches Asthma und
- etwa 2 % müssen mit Nahrungsmittelallergien leben.

Im Kindesalter überwiegen Neurodermitis und Nahrungsmittelallergien, im Jugend- bzw. Erwachsenenalter allergische Rhinitis sowie allergisches Asthma.

Allergische Erkrankungen treten häufig kombiniert auf. So leiden ca. 30–50 % der Patienten mit allergischem Asthma zusätzlich an einer allergischen Rhinitis. Bestimmte Infektionen im frühen Kindesalter und verminderter Kontakt mit Allergie auslösenden Substanzen schützen offenbar vor der Entwicklung einer Allergie.

Allergische Reaktionen an verschiedenen Körperorganen

Organe	Beschwerden
Atemwege	Husten, Atemnot, Asthma
Haut	Schwellungen, Quaddelbildung, Ekzeme, Neurodermitis
Magen/Darm	Durchfall, Übelkeit
Nase	Fließschnupfen, verstopfte Nase
Blutgefäße	Entzündung, Kreislaufschock
Blut	Zerstörung von Blutzellen oder Blutplättchen
Augen	Lidödeme, Augenjucken, Bindehautentzündung
Nervensystem	Fieber, Entzündung, Schmerz
Gelenke	Schwellung, Entzündung
Nieren	Nierenentzündung, Ödembildung

Häufigkeit einer Allergie

• Blütenpollen	49 %		• Medikamente	16 %
• Hausstaubmilben	19 %		• Nickel	13 %
• Nahrungsmittel	17 %		• Schimmelpilze	6 %
• Chemikalien	17 %		• Latex	2 %
• Tierhaare	16 %			

(repräsentative Umfrage bei 1000 Allergikern, Mehrfachnennungen möglich; Quelle: Forsa, im Auftrag der DAK)

Die durch Bindung am IgE freigesetzten Botenstoffe führen bei Asthmatikern in der zuvor beschriebenen Sofortreaktion innerhalb von Minuten zu einer Verkrampfung der Bronchialmuskulatur und zu einer Schwellung der Schleimhaut. Als Spätreaktion kommt es innerhalb mehrerer Stunden oder Tage zu einer Entzündung der Bronchialschleimhaut, die mit einer länger andauernden Verengung der Atemwege einhergeht (mehr dazu S. 26 f., »Wie die Atmung funktioniert«).

Was ist eine Allergie?

Eine allergische Reaktion ist eine überschießende Fehlreaktion des Körperabwehr- oder Immunsystems bei der Auseinandersetzung des Organismus mit seiner Umwelt. Ein Allergiker wehrt Stoffe ab, die für Nichtallergiker völlig harmlos sind. Unter einer Allergie versteht man eine bestimmte Veränderung der Immunitätssituation, was zu einer krank machenden Überempfindlichkeit gegen einen oder mehrere spezifische Auslöser führt.

Welche nichtallergischen Reaktionen gibt es?

Beim nichtallergischen Asthma oder endogenen Asthma ist eine allergische Ursache nicht erkennbar. Es entsteht gewöhnlich nach einem Virusinfekt der Atemwege. Kalte Luft, körperliche Belastung oder Luftschadstoffe wie Stickoxide und Ozon können Asthmabeschwerden auslösen oder verstärken.

Industrieabgase, Zigarettenrauch und Dämpfe (z. B. beim Kochen) fördern die Entzündung der Bronchialschleimhaut und sind geeignet, Asthmaanfälle hervorzurufen. Zahlreiche wissenschaftliche Untersuchungen belegen, dass jede Form der Belastung durch Zigarettenrauch die Wirksamkeit einer medikamentösen antientzündlichen Asthmabehandlung

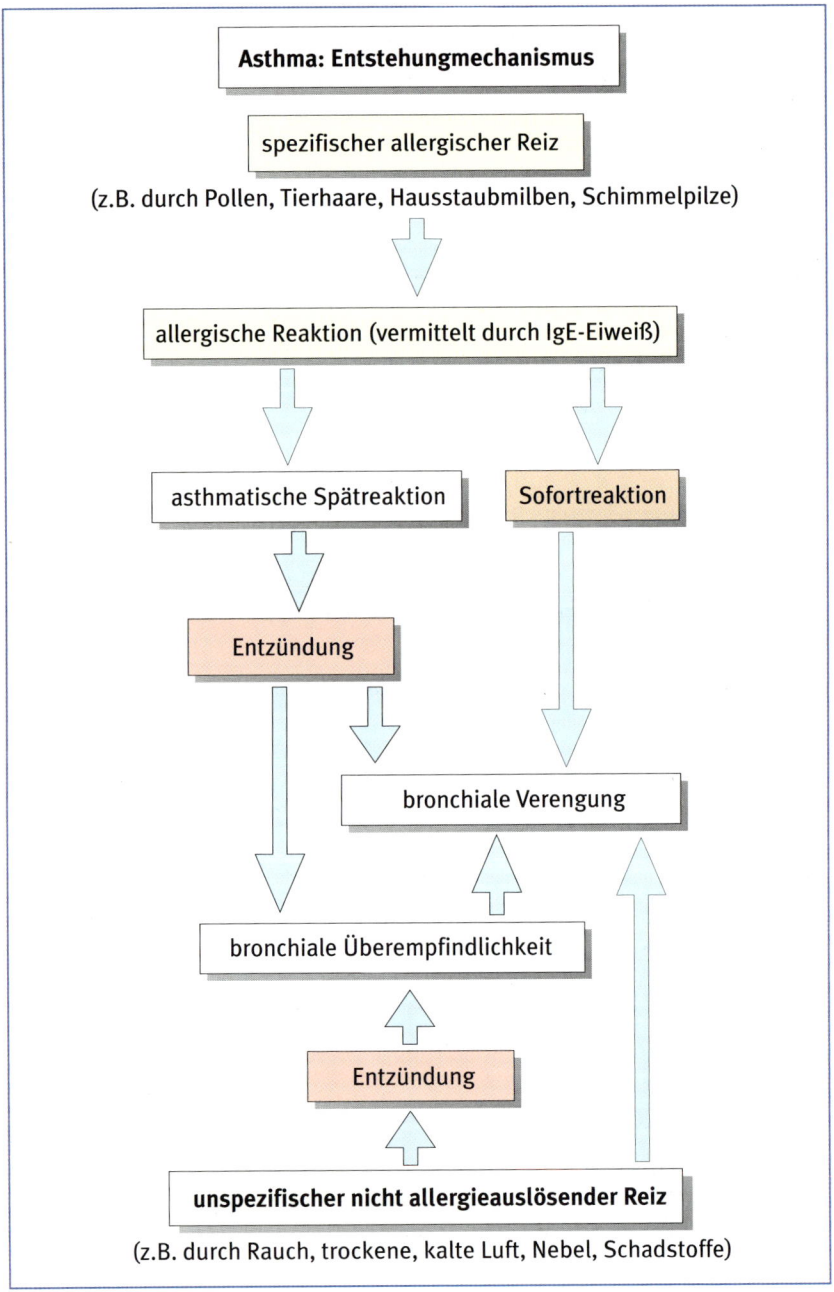

Abb. 7: Die Entstehungsmechanismen von Asthma.

schwächt. Patienten mit Asthma sollten daher grundsätzlich weder aktiv noch passiv rauchen und verrauchte Räume meiden! Weitere Atmungsreizstoffe (Irritanzien) sind z. B. Ofenrauch, Haarspray, Farb- oder Parfumdämpfe.

Asthma mit zweierlei Auslösern

Asthmabeschwerden entstehen häufig kombiniert sowohl durch allergische als auch nichtallergische Reize. So hat z. B. ein Patient mit Hausstaubmilbenasthma nicht selten auch Beschwerden nach der Inhalation von kalter Luft oder bei Infekten. Die kombinierte Form von Asthma wird als **gemischtförmiges Asthma bronchiale** (mixed Asthma bronchiale) bezeichnet.

Die verschiedenen Asthmaformen

In Abhängigkeit von den Auslösern werden mehrere Asthmaformen unterschieden. In vielen Fällen beeinflussen sich die Auslöser gegenseitig oder bestehen nebeneinander.

Allergisches (exogenes) Asthma

Bei allergischem Asthma werden die Beschwerden durch von außen kommende (exogene) allergisierende Substanzen, die Allergene, ausgelöst. Dabei handelt es sich, wie bereits erwähnt, um Umweltstoffe, die für Nichtallergiker harmlos sind. Der erste Schritt zu einer Sensibilisierung vollzieht sich völlig unbemerkt. In dieser Phase ist der Betroffene noch nicht krank, sondern nur empfindlich, eben sensibilisiert. Dies kann der Arzt über Haut- und Bluttests feststellen (s. S. 55 ff.). Der sensibilisierte Patient trägt ein erhöhtes Risiko, bei erneutem Kontakt mit dem Allergen krankhafte Beschwerden, z. B. Asthma, zu entwickeln. Die Beschwerden sind sowohl von der aufgenommenen Allergenmenge als auch vom Ausmaß der Sensibilisierung des Betroffenen abhängig.

Zu den typischen Allergenen gehören Pollen, Hausstaubmilben, Tierhaare und -schuppen sowie Schimmelpilze. Es können auch andere allergische Erkrankungen entstehen wie etwa Neurodermitis, ein allergisches Ekzem der Haut, die allergische Rhinoconjunctivitis an der Nasenschleimhaut und Augenbindehaut (»Heuschnupfen«) sowie die Nahrungsmittelallergie an der Darmschleimhaut.

Die häufigsten Auslöser für allergisches Asthma (Allergene)

tierische
- Hausstaubmilben, Vorratsmilben
- Tierhaare, Tierschuppen (Tierepithelien), Tierfedern, Tierexkremente (Urin, Kot, Speichel); Katzen, Hunde, Meerschweinchen, Pferde, Schafe, Kaninchen, Ratten, Gänse, Enten, Zierfischfutter, Küchenschaben
- Insektengifte: stechende Insekten
- Nahrungsmittel: Milchprodukte, Eier, Fisch, Schalentiere

pflanzliche
- Schimmelpilze
- Pollen: Gräser, Getreide, Bäume, Kräuter
- Mehle: u. a. Weizen-, Hafer-, Roggenmehl, Kleiestaub
- Nahrungsmittel: Nüsse, Kernobst

bakterielle
- Enzyme (vornehmlich in der Arbeitswelt)

Medikamente
- Penicilline, Sulfonamide etc.

Chemikalien
- Isocyanate, Formaldehyd, Epoxidharze, Azofarbstoffe etc. (vornehmlich in der Arbeitswelt)

Sie haben es schon gelesen: Umweltschadstoffe wie Ozon, Stickoxide, Staubpartikel und Zigarettenrauch können allergische Beschwerden steigern. So ist bekannt, dass Pollen in Großstädten bzw. Regionen mit hoher Schadstoffbelastung – bedingt durch ihre Anlagerung an Staubteilchen – die Atemwege verstärkt reizen und die allergische Reaktionsbereitschaft erhöhen. Bei gleich großer Pollenbelastung in der Stadt und auf dem Land sind vergleichsweise mehr allergische Beschwerden in der Stadt zu erwarten.

Die wichtigste Maßnahme bei allergischem Asthma wie auch bei anderen allergischen Erkrankungen ist das Meiden des auslösenden Allergens, die so genannte Expositionsprophylaxe. Der Abschnitt „Allergisches Asthma – so meiden Sie individuelle Auslöser" (S. 123 ff.) beschäftigt sich damit ausführlich.

Nichtallergisches (endogenes) Asthma

Bei dieser Asthmaform lässt sich im Gegensatz zu allergischem Asthma ein den Körper reizendes Allergen als Ursache nicht nachweisen. Man spricht daher von endogenem (von innen heraus entstehendem) Asthma. Häufig sind Virusinfekte die Auslöser. Neuere Untersuchungen lassen vermuten, dass chronische Infekte mit bestimmten Bakterien (Mykoplasmen und Chlamydien) die Entwicklung von chronischem Asthma begünstigen.

Die häufigsten Auslöser für nichtallergisches Asthma

- virale und bakterielle Infekte
  viral: Rhino-, Parainfluenza-, Adenoviren
  bakteriell: Streptococcus pneumoniae, Haemophilus influenzae
- körperliche Belastung oder Anstrengung
- physikalische Reize
  z. B. Kälte, Hitze, Nebel
- chemische Reize durch Einatmung von z. B. Stickoxiden, Ozon, Tabakrauch, Rußpartikeln, Malerfarbe, Haarspray, Parfum
- Pseudoallergien durch Medikamente, z. B. Aspirin und NSAR (nichtcortisonhaltige Rheumamittel), Lebensmittel, Lebensmittelzusatzstoffe (Farbstoffe, Konservierungsmittel wie Sulfate)
- psychische Belastung

Näheres zu diesen Asthmaformen lesen Sie auf den nächsten Seiten.

Infektasthma

Es entsteht durch Viren oder gelegentlich auch bakterielle Infekte der Atemwege (»Bronchitis«), der Lunge (Lungenentzündung) sowie der Nasennebenhöhlen (»Sinusitis«).

Geruchs- und Geschmacksverlust, Schnupfen, ein morgendliches Kratzen im Hals oder eine Schleimstraße an der Rachenhinterwand sind Anzeichen einer Nasenschleimhaut- oder Nasennebenhöhlenentzündung. Oft werden morgens ein Druckgefühl und/oder Schmerzen im Bereich der Nebenhöhlen an Stirn und Kiefer wahrgenommen.

Eine verengte Nase, z. B. durch Schwellung der Nasenmuscheln, durch Schleimhautpolypen oder durch eine Verschiebung der Nasenscheidewand, verschlechtert Ihre Nasenatmung und begünstigt Infekte der

Nasennebenhöhlen. Auch starkes Schnarchen mit anschließender Tagesmüdigkeit kann auf eine verengte Nase hinweisen.

Bei der Nasennebenhöhlen-Entzündung läuft der Schleim nur zu einem kleinen Teil aus der Nase heraus; der größere Teil wird über die Flimmerhärchen in der Nasenschleimhaut Richtung Rachen transportiert, wo er überwiegend verschluckt wird. Nur ein ganz geringer Teil des Sekretes gelangt über den Kehlkopf in die Luftröhre und Bronchien. Die Übertragung einer Infektion von den Nasennebenhöhlen auf die Bronchien erfolgt in erster Linie durch das Einatmen der Bakterien. In der Praxis sehen wir relativ häufig, dass Patienten mit einer eitrigen Nasennebenhöhlenentzündung auch eine eitrige Bronchitis entwickeln. Dieser »Etagenwechsel« der Infektion wird als sinubronchiales Syndrom (sinus = lat. Nebenhöhlen) bezeichnet. Die Infektion der Atemwege verstärkt die asthmatypische Entzündungsreaktion und die bronchiale Überempfindlichkeit. Sie kann auch direkt Asthma entstehen lassen.

Irritatives Asthma

Man spricht von irritativem Asthma, wenn chemische oder physikalische Reize die Auslöser sind. Zu den klassischen chemischen Reizen gehören Zigarettenrauch, Straßenstaub, Kohlenstaub, Aluminiumpulver, Auspuffgase (Stickoxide), Ozon, Farbgerüche und viele andere mehr. Zu den physikalischen Reizen zählen u.a. Küchendünste sowie Nebel, sowohl kalte als auch feuchte Luft, Fön und trockene Heizungsluft.

Anstrengungsasthma

Die Auslösung von asthmatischem Reizhusten, Atemnot oder einem Asthmaanfall durch körperliche Anstrengung lässt sich durch eine physikalische Reizung der Atemwege erklären: Das vermehrte Einatmen z.B. von kalter Luft beim Joggen verursacht Temperatur- und Feuchtigkeitsveränderungen in der Bronchialschleimhaut. Die Folge ist eine Verengung der überempfindlichen Atemwege. Das Anstrengungsasthma kommt besonders häufig bei Kindern vor. Die Atembeschwerden setzen oft erst 2–10 Minuten nach Ende der Belastung ein.

Auch Sportler sind häufig betroffen. So wurden ca. 10 % der Sportler im US-Olympia-Team regelmäßig wegen Anstrengungsasthma behandelt. Die Therapie ist so einfach, dass die meisten von ihnen in ihrer körperlichen Leistungsfähigkeit nicht eingeschränkt sind.

Unterschiede im Krankheitsverlauf zwischen allergischem und nichtallergischem Asthma

Das allergische Asthma beginnt meist in der Kindheit oder in der frühen Jugend, während das nichtallergische Asthma typischerweise erstmals im Erwachsenenalter auftritt. Bei Letzterem ist die bronchiale Überempfindlichkeit meist stärker ausgeprägt als bei allergischem Asthma. Unter bronchialer Überempfindlichkeit versteht man eine über das Normalmaß hinausgehende Verengung der Atemwege durch einen von außen einwirkenden Reiz. Die Patienten mit nichtallergischem Asthma leiden häufiger an Nasenpolypen (s. S. 39) und sind in der Regel mit den üblichen Asthmamedikamenten schwieriger einzustellen.

Medikamentös induziertes Asthma

Medikamente können bei entsprechend veranlagten Personen Asthmabeschwerden auslösen, die einen nichtallergischen, einen pseudoallergischen oder einen allergischen Ursprung haben.

Nichtallergisches Asthma kann beispielsweise nach der Einnahme von Betablockern auftreten, die zur Behandlung von Bluthochdruck, in Tropfenform auch gegen den grünen Star eingesetzt werden. Auch Tamoxifen und Morphin können solche Reaktionen auslösen. Sollten bei einer bekannten Unverträglichkeit von Betablockern diese irrtümlicherweise eingenommen worden sein, ist eine Therapie mit hoch dosiertem Ipratropiumbromid (Präparat Atrovent® oder Ventilat®) am wirksamsten.

Pseudoallergisches Asthma tritt typischerweise nach Einnahme von Schmerz- bzw. Rheumamitteln wie Acetylsalicylsäure, Diclofenac oder Ibuprofen (sog. NSAR = nichtsteroideale Antirheumatika), seltener nach Novaminsulfon (Novalgin®) auf. Man spricht von Pseudoallergie, weil trotz Ähnlichkeit in der Asthmareaktion ein für die Allergie typisches Immunglobulin E (IgE) nicht nachweisbar ist. Im Gegensatz zur klassischen Allergie (Typ 1) kommt es bei wiederholten Kontakten mit den Auslösern einer Pseudoallergie niemals zu einer Verstärkung der Asthmareaktion. Dennoch können pseudoallergische Asthmaanfälle lebensbedrohlich sein. Betroffen sind gewöhnlich Patienten mit nichtallergischem (endogenem) Asthma. Sofern Asthmatiker noch nie mit Schmerz- oder Rheumamitteln behandelt worden sind, sollten sie nur unter Anleitung bzw. in Anwesenheit ihres Arztes solche Medikamente einnehmen. Die Therapie ist grundsätzlich mit einer deutlich reduzierten Dosis (z. B. 25 % = ¼ Tablette) einzuleiten.

Allergische Asthmareaktionen auf Medikamente sind selten, z. B. nach der Einnahme von Penicillin oder Breitbandpenicillinen wie Amoxycillin® oder Ampicillin®.

Asthma durch Insektengifte

Nur wenige stechende Insekten sind in der Lage, beim Menschen eine Insektengiftallergie auszulösen. Dazu gehören hierzulande insbesondere Bienen, Wespen, Hummeln und Hornissen. Im Gegensatz zum Bienengift besteht zwischen Wespen- und Hornissengift wegen der Ähnlichkeit ihrer Eiweißstruktur gewöhnlich eine Kreuzallergie: Bei Allergie auf eines der beiden Gifte ist davon auszugehen, dass der Betroffene auch auf den Stich des anderen Insekts allergisch reagiert.

Besondere Gefahr besteht in der Nähe von Insektennestern, vor allem an schwülen und heißen Tagen. Eine asthmatische Reaktion auf einen Insektenstich ist eher selten. Häufiger sind örtlich begrenzte Wasseransammlungen (Ödeme), z. B. im Rachen-, Hals- und Kehlkopfbereich. Dabei kann es zu einer Einengung der zentralen Atemwege oder Kreislaufreaktionen mit Blutdruckabfall und Schweißausbruch kommen (allergischer Schock). In seltenen schweren Fällen tritt eine tödliche allergische (anaphylaktische) Reaktion ein.

Berufsbedingtes Asthma

Auch am Arbeitsplatz kann sich Asthma entwickeln. Ursache ist eine Reizung der Atemwege durch die Inhalation allergisierender und/oder nichtallergisierender Substanzen. Die Einführung hoch reaktiver Chemikalien bei der Herstellung synthetischer Materialen, z. B. Plastikverbindungen, hat das Erkrankungsrisiko in den letzten Jahrzehnten ansteigen lassen. In einigen Industriezweigen leiden bis zu 20 % der Belegschaft an einer berufsbedingten Allergie. Das Erkrankungsrisiko wächst, je stärker der Kontakt zu der allergisierenden Substanz ist. Besonders gefährdet sind Allergiker und Menschen mit einem überempfindlichen Bronchialsystem, wenn zusätzlich geraucht wird.

Man schätzt, dass berufsbedingtes Asthma mindestens 5 % aller Asthmafälle ausmacht. Typisch sind Beschwerden während des Arbeitens, die sich an freien Tagen oder Wochenenden spontan bessern.

Relativ häufig tritt das berufsbedingte Asthma durch Inhalation von Platinsalzen, Isocyanaten oder Mehlstäuben auf.

Das Bäckerasthma ist die in Deutschland häufigste beruflich bedingte Form. Ursache ist eine Allergie auf bestimmte Mehlstäube, eventuell auch auf Mehlmilben, die oft zu erheblichen Asthmabeschwerden führt.

Etwa 10 % der Beschäftigten im Gesundheitsdienst leiden an einer Naturlatexallergie, meist ausgelöst durch Latexhandschuhe, z. B. bei Tätigkeit im OP-Bereich. Neben Asthma kommt es verstärkt zu allergischen Hauterkrankungen an den Händen wie der Nesselsucht (Urtikaria, s. S. 59).

Ratten, Meerschweinchen und Kaninchen sind oft die Ursache für eine Sensibilisierung von Personal in Forschungslaboratorien.

Beim Auftreten einer berufsallergischen Erkrankung sollte gegebenenfalls ein Berufswechsel angestrebt werden.

Tab. 1: Berufsbedingtes Asthma und seine Auslöser

Berufe	Allergene bzw. nichtallergisierende Reizstoffe
• Bäcker, Müller	Mehlstäube, Getreide
• Tierpfleger, Tierärzte	Tierhaare, -epithelien, -exkremente
• medizinische Berufe	Latex, Medikamente
• Arbeiter in der Waschmittelherstellung	(proteolytische) Enzyme
• Friseure	Haarfärbemittel, Persulfate
• Elektroniklöter	Kolophonium-Harze
• Maler, Lackierer	Isocyanate
• Schreiner	Holzstäube
• Arbeiter in der Platinherstellung	Platin-, Vanadiumsalze

Asthma durch Nahrungsmittel bzw. ihre Zusatzstoffe

Nahrungsmittel wie beispielsweise Äpfel können allergisches Asthma auslösen. Nahrungsmittelzusatzstoffe wie Sulfate, Benzoesäure und Ameisensäure führen hingegen eher zu pseudoallergischen Reaktionen (s. S. 39). Ausführlicher wird auf diese Problematik ab Seite 136 eingegangen.

Asthmaverstärkung durch psychovegetative Faktoren

Es ist nicht gesichert, ob psychische Veränderungen oder Einflüsse wie Stress, Anspannung und Aufregung die Ursache einer Asthmaerkrankung sein können. Kein Zweifel besteht jedoch, dass psychovegetative Faktoren (z. B. Angst, Depressionen, Ärger und Konflikte) bereits bestehendes Asthma unter Umständen verschlimmern. Bei Patienten mit überempfindlichen Atemwegen können durch extreme Stressmomente sogar Asthmaanfälle ausgelöst werden. Schweres, unzureichend behandeltes Asthma wird seinerseits zur Belastung für die Psyche.

Erkrankungen, die Asthma vortäuschen können

Die Diagnose Asthma lässt sich durch den Charakter der anfallsartigen Luftnot und der dabei auftretenden pfeifenden Atemgeräusche meist ohne Probleme stellen. Dennoch muss Ihr Arzt auch andere Erkrankungen in Betracht ziehen, die asthmaähnliche Beschwerden verursachen können. Die infrage kommenden Diagnosen werden Differenzialdiagnosen genannt.

Bei Kindern und Jugendlichen ist insbesondere eine Infektion der Atemwege auszuschließen, die – wie etwa bei **Krupp-Husten** – mit anfallsartig auftretender Atemnot einhergehen kann. Bei dieser Erkrankung treten die Beschwerden ebenfalls vorwiegend nachts auf. Krupp-Husten hat im Gegensatz zum Asthma meist einen mehr bellenden Charakter und ist oft mit Heiserkeit verbunden.

Bei Kindern muss darüber hinaus an die Möglichkeit einer **Fremdkörperaspiration** gedacht werden. Gelangt ein verschluckter Fremdkörper in die Luftröhre oder in die Bronchien, kann die dadurch bedingte Reizung und Verengung zu erheblichem Reizhusten und erschwerter Atmung führen.

In seltenen Fällen können eine **Fehlfunktion der Stimmbänder** oder **Erkrankungen des Kehlkopfs** Asthma vortäuschen. Die Diagnose wird anhand typischer Lungenfunktionskurven sowie durch eine Spiegelung des Kehlkopfbereichs gestellt.

Auch eine **Verengung der Luftröhre**, z. B. durch eine Vergrößerung der Schilddrüse (Struma), durch umgebende Lymphknoten oder Veränderungen der Luftröhrenschleimhaut (z. B. Tumoren) kann asthmaähnliche Beschwerden auslösen.

Im Erwachsenenalter ist darüber hinaus die **chronische Bronchitis** zu unterscheiden, die ebenfalls mit einer Verengung der Atemwege einhergehen kann. Diese Erkrankung tritt besonders häufig bei Rauchern auf. Die Verengung der Atemwege ist hier meist schlechter zu behandeln als bei Asthma. Sofern die Verengung der Atemwege nicht vollständig verschwindet, spricht man von chronisch obstruktiver Bronchitis, abgekürzt COPD (lat. Obstruktion = Verengung; engl. Chronic Obstuctive Pulmonary Disease). In der Bronchialschleimhaut eines COPD-Patienten finden sich bei mikroskopischer Betrachtung andere Typen von Entzündungszellen als beim Asthma. Dies erklärt vermutlich auch, warum der Verlauf und die medikamentöse Ansprechbarkeit der beiden Erkrankungen unterschiedlich sind.

Schwierig kann die Abgrenzung gegenüber bestimmten Formen entzündlicher Erkrankungen der Lungenbläschen oder Alveolen (**Alveolitis**) sein.

Bei **Herzasthma** (**Asthma cardiale**) werden Luftnot und pfeifende Atemgeräusche durch eine Erkrankung des Herzens hervorgerufen. Die Ursache ist eine vermehrte Stauung von Blut in den Lungen. Dabei kann beispielsweise ein Herzklappenfehler oder eine durch Herzinfarktnarben verminderte Pumpfunktion des Herzmuskels vorliegen.

Übersicht

Differenzialdiagnosen: asthmaähnliche Erkrankungen

- Krupp-Husten
- verschluckter Fremdkörper (Fremdkörperaspiration)
- Aspiration von Magensäure bei Refluxkrankheit der Speiseröhre
- Stimmbanderkrankung, Stimmbandfehlfunktion
- Kehlkopferkrankung
- Luftröhrenverengung
- chronische Bronchitis
- Lungenbläschenentzündung (Alveolitis)
- Herzschwäche (Asthma cardiale)

So stellt der Arzt die Diagnose

Asthma ist manchmal schwierig zu diagnostizieren. Eine ausführliche Erhebung der Krankengeschichte sowie die Auswertung von Lungenfunktions- und Allergietestbefunden sind notwendig, um die Diagnose Asthma zu stellen und den Schweregrad der Erkrankung zu bestimmen.

Die Anamnese – das erste Gespräch mit Ihrem Arzt

Ihr Arzt kann sich zunächst durch eine ausführliche Befragung (Anamnese) ein Bild von Ihrer Erkrankung machen. Sie ist der erste Schritt zu Diagnosestellung.

Die Anfangssymptome einer Asthmaerkrankung sind von Patient zu Patient ganz unterschiedlich. So kann Asthma mit Reizhusten, Schwierigkeiten beim Ausatmen, Atemnot oder mit pfeifenden Atemgeräuschen beginnen. Die Beschwerden können zu verschiedenen Tageszeiten und in unterschiedlicher Umgebung auftreten. Oft wird eine Überempfindlichkeit der Atemwege als Missempfindung im Brustkorb etwa beim Einatmen von kalter Luft, Küchendünsten oder Parfum sowie bei Temperaturwechsel geschildert. Häufig sind Allergien und Asthma bereits in der Familie aufgetreten. Meist treten die ersten Asthmasymptome in der Nacht auf.

Ihre persönlichen Angaben zur Asthmaerkrankung sind sehr wichtig, damit Ihr Arzt den Schweregrad und Charakter Ihres Asthmas einschätzen kann. Überlegen Sie einmal genau, unter welchen Umständen, an welchen Orten und zu welchen Jahres- oder Tageszeiten Ihre Beschwerden bisher aufgetreten sind. Oft kann die Diagnose allein durch eine ausführliche Befragung gestellt werden. Und nur dadurch, dass Sie sich selbst über auslösende Vorgänge Ihrer Beschwerden klar werden, können Sie sinnvolle vorbeugende Maßnahmen ergreifen. Um Klarheit zu bekommen, ist es hilfreich, ein Tagebuch zu führen, in dem Sie das Wie, Wo und Wann festhalten.

Das folgende Merkblatt erleichtert Ihnen die Vorbereitung auf das Gespräch mit Ihrem Arzt.

Was Sie Ihrem Arzt mitteilen sollten

1. Art der Beschwerden (Symptome)

Husten? Pfeifende Atemgeräusche? Engegefühl im Brustbereich? Luftnot? Bronchialschleim (Auswurf): Menge? Konsistenz? Farbe? Heuschnupfen? Nasennebenhöhlenentzündung? Nasenpolypen? Neurodermitis? Sonstige allergische Beschwerden?

2. Wann und wo treten die Beschwerden auf?

Ganzjährig mit oder ohne jahreszeitliche Verstärkung (saisonal)? Nur saisonal? Plötzlich? Allmähliche Verschlechterung? Beschwerden: wie lange, wie häufig, eher am Tag oder in der Nacht? Umgebungsabhängig (z. B. in Innenräumen)? Seit wann (Alter)? Im Verlauf gebessert, konstant geblieben oder verschlechtert?

3. Auslöser

Asthma bei Pollenflug? Staubbelastung? Tierkontakt? Am Arbeitsplatz? Durch Zigarettenrauch? Berufliche Schadstoffbelastung (Dämpfe, Rauch, Gase, Chemikalien)? Psychischer Stress? Aspirin? Nahrungsmittel? Klimaveränderungen? Kalte Luft? Körperliche Belastung? Sport? Hormonelle Einflüsse (Periode, Schwangerschaft)? Rückfluss von Magensaft (Reflux)? Sodbrennen? Verstärkt im Liegen?

4. Häusliche und/oder berufliche Reizstoffbelastung

Beschaffenheit der Umgebung (Haus/Wohnung/Büro): Neubau oder Altbau? Klimaanlage? Heizung: Öl, offener Kamin, Ofen, Gas, Kerosin? Garten: Kompost?

5. Wie stark sind die Symptome?

Wie behandelt? Wie häufig Cortison systemisch (Tabletten/Injektionen)? Wie oft krankgeschrieben wegen Asthma? Klinikaufenthalt wegen Asthma? Nächtliches Asthma? Eingeschränkte körperliche oder berufliche Aktivität durch Asthma? Auswirkungen auf Familie und Psyche?

6. Familiäre Unterstützung

Akzeptanz der Erkrankung, der Behandlungspläne? Verhalten bei Asthmaanfall, praktische Hilfestellung?

7. Familiäre Erkrankungen

Allergien und/oder Asthma in der Verwandtschaft?

8. Eigene medizinische Vorgeschichte

Frühere Lungenerkrankungen? Allergische Erkrankungen? Hautekzem? Nasennebenhöhlenentzündungen? Magen-Darm-Erkrankungen? Refluxkrankheit?

Diagnoseverfahren im Überblick

Oft müssen zusätzlich zur Befragung gezielte Untersuchungsmethoden eingesetzt werden, um zu einer gesicherten Diagnose zu kommen. Die folgende Übersicht zeigt Ihnen die verschiedenen Möglichkeiten, die dem Lungenfacharzt hierbei zur Verfügung stehen.

- Patientenbefragung: Anamnese
- körperliche Untersuchung
- Lungenfunktionstests
  1. Spirometrie: Lungenvolumen
  2. Body-Plethysmographie: Atemwegswiderstände, Gasvolumina, Druck-Strömungskurven (Ein- und Ausatmung), Flussgeschwindigkeiten einschließlich Peak Flow, Fluss-Volumen-Kurven
  3. Bronchialer Hyperreagibilitätstest: bronchiale Überempfindlichkeit der Atemwege: Funktion nach Inhalation, z.B. von Histamin oder kalter Luft
  4. Bronchospasmolysetest: Funktion nach Inhalation bronchialerweiternder Medikamente, z.B. Beta-2-Mimetika
  5. Ergometertest: Funktion nach körperlicher Belastung (Laufband- oder Fahrradergometer)
  6. Inhalativer Provokationstest mit Allergen: Lungenfunktion nach Inhalation eines Allergens
- Blutgasanalyse: u.a. Sauerstoffbestimmung im arteriellen Blut (bei schwerem Asthma)
- Derzeit nur in Spezialkliniken zur Erfassung der Atemwegsentzündung bzw. entzündlichen Aktivität der Asthmaerkrankung:
  1. Bestimmung von Stickoxiden (NO) in Ausatemluft
  2. ECP (Eosinophiles Cationisches Protein)-Bestimmung im Serum
  3. Analyse der durch Spülung von Bronchien und Lungenbläschen gewonnenen Entzündungszellen
- Allergiediagnostik
  Patientenbefragung (Allergieanamnese)
  Hauttest: Prick-, Intracutan (Ic)-, Reib-, Scratch-Test
  Bluttest: Serum-IgE gesamt, spezifisch (RAST-Test)
  Provokationstest mit Allergen: inhalativ, nasal
- Auswurfanalyse: bei Neigung zu Infekten gegebenenfalls Untersuchung auf Keime
- Peak-Flow-Verlaufsmessungen zu Hause: Peak-Flow-Tagebuch

Auf den folgenden Seiten werden die wichtigsten Diagnoseverfahren erläutert.

Die wichtigsten Untersuchungen zur Feststellung von Asthma sind für Ihren Arzt die körperliche Untersuchung, die Lungenfunktionsuntersuchung sowie die Allergiediagnostik.

Die körperliche Untersuchung

Mit seinem Hörgerät (Stethoskop) kann Ihr Arzt meist leicht erkennen, ob die Atemwege verengt sind. In diesem Fall vernimmt er ein pfeifendes Geräusch, das am Ende und bei sehr starker und schneller Ausatmung noch deutlicher hörbar ist. Dieses Geräusch bezeichnet der Arzt als **Giemen**. Das Giemen ist mit dem Stethoskop erst dann wahrnehmbar, wenn mindestens 25 % der Atemwege verengt sind. Dies bedeutet, dass ein Viertel der Lunge nicht mehr einwandfrei arbeitet. Bei langjährigem, unzureichend behandeltem Asthma oder bei einem schweren Asthmaanfall kann das Atemgeräusch abgeschwächt und somit kaum wahrnehmbar sein. Der Arzt spricht von einer stillen Lunge.

Die Lungenfunktionsuntersuchungen

Die in der Arztpraxis übliche Lungenfunktionsuntersuchung ist ein wichtiger Bestandteil der Asthmadiagnostik. Sie erlaubt eine genaue Beurteilung nicht nur der Luftmenge, sondern auch der Luftströmungsgeschwindigkeiten beim Aus- und Einatmen.

Die Spirometrie

Eine Messung der Lungenfunktion ist bereits mit einfachen Messgeräten, z. B. mit dem Glockenspirometer, möglich. Dieses Gerät besteht aus einer Glocke, die sich in einem Wasserbad befindet und in die der Patient ein- und ausatmet. Da die Luft dabei nicht aus der Glocke entweichen kann, sinkt und steigt sie im Wasserbad je nach der geatmeten Luftmenge. Diese Glockenbewegungen werden mit einem Schreiber aufgezeichnet. Bei der Spirometrie wird die Luftmenge gemessen, die der Patient maximal ein- und ausatmen kann. Die entsprechende Luftmenge wird als **Vitalkapazität** (abgekürzt VC) bezeichnet. Die Luftmenge, die innerhalb der ersten Sekunde maximal ausgeatmet werden kann, wird als **Einsekundenkapazität** (abgekürzt FEV 1) bezeichnet. Sie kann in Relation zu der Vitalkapazität in % berechnet werden und wird dann relative FEV 1 (FEV

1 %) genannt. Beim Gesunden beträgt sie etwa 80 %. Beim Asthma finden sich in der Regel normale Vitalkapazitäten, jedoch sind die FEV1- und die relativen FEV1-Werte erniedrigt.

● **Tab. 2: Wichtige Lungenfunktionswerte bei Asthma (Sollwerte)**

Lungenfunktions- parameter	Normalwerte Frau		Normalwerte Mann	
	50 kg/165 cm 20 Jahre	60 kg/165 cm 60 Jahre	70 kg/180 cm 20 Jahre	80 kg/180 cm 60 Jahre
VC (L)	3,7	2,8	5,4	4,4
FEV 1 (L)	3,3	2,4	4,5	3,5
FEV 1 %	84	77	82	76
PEF (l/s)	7,2	6,1	10	8,6
RAW	0,3	0,3	0,3	0,3

Bei Asthma bleibt die Vitalkapazität (VC) normal. FEV 1, FEV 1 % und PEF vermindern sich. Der RAW erhöht sich. Die Messung des RAW ist am empfindlichsten. Sie ist – im Gegensatz zu den anderen Bestimmungen – weitgehend unabhängig von der Mitarbeit des Patienten.

Mit einem technisch aufwendigeren Gerät, z. B. dem Spiro Pro®, können durch elektronische Messtechnik zusätzlich die Strömungsgeschwindigkeiten zu jedem beliebigen Zeitpunkt während des Ein- und Ausatmens gemessen werden. Die Analyse der dabei aufgezeichneten **Fluss-Volumen-Kurve** (s. S. 52) erlaubt Aussagen darüber, wo die Atemwege verengt sind. Je näher sich die Verengung im Bereich der großen Atemwege befindet, desto stärker sind die zuerst gemessenen Fluss-Volumen-Werte vermindert. Ist die Verengung eher in den kleineren Atemwegen anzusiedeln, sind die Werte am Ende der Ausatmung vermindert. Aus der Fluss-Volumen-Kurve lässt sich auch der Peak-Flow (PEF) ermitteln. Dies ist die maximale Strömungsgeschwindigkeit, die während eines mit größter Anstrengung durchgeführten Ausatemmanövers erreicht werden kann (s. Peak-Flow-Meter, S. 54).

Die Body-Plethysmographie (»Body«)

Sie ist die beste und genaueste Methode zur Bestimmung von Lungenfunktionswerten, wobei der Patient in einer geschlossenen Messkammer aus Glas sitzt. Die Body-Plethysmographie wird in Lungenfacharztpraxen

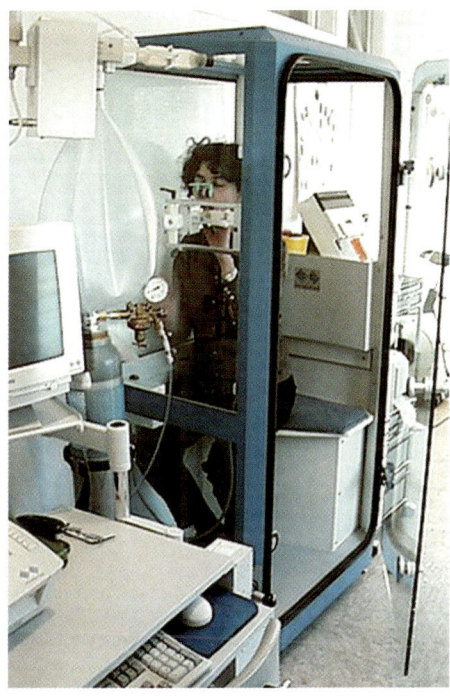

Abb. 8: Der Body-Plethysmograph.

oder in lungenärztlich ausgerichteten Krankenhäusern durchgeführt. Mit ihrer Hilfe lassen sich sehr exakt zusätzliche Atmungsgrößen feststellen, z. B. der Atemwegswiderstand, das gesamte im Brustkorb befindliche Volumen (intrathorakales Gasvolumen) und das Volumen der nach maximaler Ausatmung in der Lunge verbleibenden Luft (Restvolumen). Auch sehr differenzierte Aussagen zum Ausmaß der Atemwegsverengung sind möglich.

Bei einer Verengung der Atemwege, wie sie für Asthma typisch ist, vermindert sich die Geschwindigkeit (engl.: Flow), mit der wir Luft ausatmen können. Gleichzeitig erhöht sich der Atemwegswiderstand. Dies ist – physikalisch gesehen – der Druck, der notwendig ist, um die Luft mit einer bestimmten Geschwindigkeit durch die Atemwege zu befördern. Die Ausatmungszeit ist verlängert. Die genannten Messgrößen lassen sich mit einem modernen Lungenfunktionsgerät leicht erfassen. Beginnende Lungenfunktionsstörungen sind mit der Fluss-Volumen-Kurve relativ früh zu erkennen, wobei anhand des Kurvenverlaufs die Art der Lungenerkrankung deutlich wird.

Sollten die Atemwege verengt sein, lässt sich mit der Lungenfunktions-untersuchung auch messen, ob die Inhalation eines bronchialerweitern-den Medikaments die Werte verbessern kann. Dieser Lungenfunktions-test wird als Bronchospasmolysetest bezeichnet.

Der Bronchospasmolysetest

Mit dieser Untersuchung wird geprüft, wie gut sich Ihr Asthma medika-mentös beeinflussen lässt. Man spricht von einer positiven Bronchospas-molyse, wenn sich die Lungenfunktionswerte (s. o.) nach Inhalation eines bronchialerweiternden Medikaments um mindestens 20 % bessern. Diese Information ist für Ihren Arzt und für Sie sehr wichtig. Beide sollten wis-sen, welche Medikamente bei Ihnen am besten wirken. Zunächst wird ein Lungenfunktionstest in Ruhe durchgeführt. Nach Inhalation des bronchialerweiternden Medikaments wird die Messung ca. 15 oder 30 Mi-nuten später wiederholt.

Oft kommt es schon wenige Tage nach Einnahme eines inhalativen Cor-ticoides (s. Therapie mit entzündungshemmenden Medikamenten, S. 62 ff.) zu einer Verbesserung in diesem Test, weil die antientzündliche Medikation bewirkt, dass sich die für die Bronchialerweiterung verant-

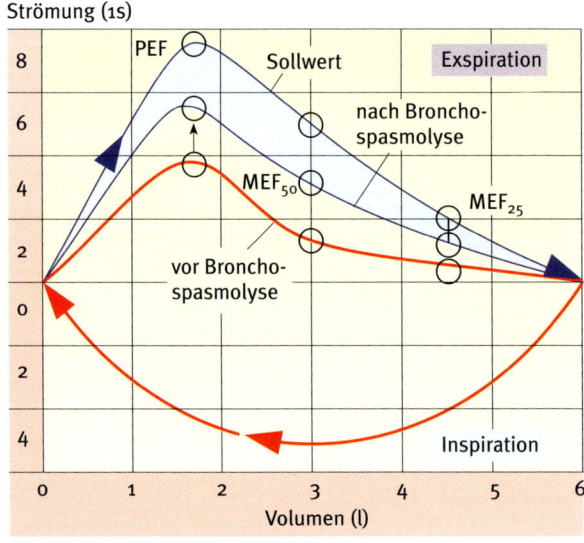

Abb. 9: Fluss-Volumenkurve beim Asthmatiker (untere Kurve), nach Bronchospasmo-lyse (mittlere Kurve) und der Sollwert beim Gesunden (obere Kurve).

wortlichen β-2-Rezeptoren vermehren bzw. besser ansprechen lassen. Gleichzeitig schwillt die Bronchialschleimhaut ab und die Überempfindlichkeit wird vermindert.

Der inhalative Provokationstest

Zur Messung der bronchialen Überempfindlichkeit (Hyperreagibilität) lässt der Arzt Sie eine Substanz einatmen, die bei überempfindlichen Atemwegen zu einer Verengung führt. Dieses Verfahren nennt man inhalativen Provokationstest. Dazu wird eine die Atemwege reizende Substanz (z. B. Histamin) in verschiedenen Konzentrationsstufen über ein Inhaliergerät vernebelt und gleichzeitig vom Patienten eingeatmet. Nun wird gemessen, wie stark sich die o. g. Lungenfunktionswerte einschließlich Flussgeschwindigkeiten (Flow) bei maximaler Ausatmung und die Atemwegswiderstände ändern. Selbstverständlich darf dieser Test nicht durchgeführt werden, wenn die Atemwege bereits in Ruhe verengt sind.

Eine weitere Möglichkeit, die bronchiale Überempfindlichkeit zu messen, ist die inhalative Provokation mit Kaltluft. Ein Patient ohne bronchiale Überempfindlichkeit zeigt – im Gegensatz zum Asthmatiker – beim Provokationstest keinerlei Verschlechterung der Lungenfunktion.

Tests zur Feststellung von Anstrengungsasthma

Die körperliche Belastung wird erreicht, indem man in der Praxis oder Klinik den Patienten auf einem Laufband laufen oder auf einem Fahrrad treten lässt. Diese Untersuchungen finden an Geräten statt, die als Laufband- bzw. Fahrradergometer bezeichnet werden. Sie erlauben die Belastung in verschiedenen Leistungsstufen (Watt) über eine festgelegte Zeit. Der Vorteil dieser Untersuchung ist, dass die Belastung standardisiert ist (genaue Wattzahl) und so zu einem späteren Zeitpunkt das Asthmageschehen erneut kontrolliert und verglichen werden kann. Sind entsprechende Geräte nicht vorhanden, lässt man den Patienten joggen oder Treppen laufen. Solche Belastungsuntersuchungen entsprechen einerseits besser den Alltagsbedingungen, sind andererseits jedoch nicht in einer genau festgelegten Art und Weise wiederholbar und somit nicht vergleichbar.

Die Lungenfunktion wird direkt im Anschluss und 10 Minuten nach der Belastung gemessen. Bei anstrengungsinduziertem Asthma verschlechtern sich die Atemwegswiderstände unter Belastung.

Peak-Flow-Meter – der Patient testet selbst

Eine vollständige große Lungenfunktionsuntersuchung wird gewöhnlich nur in der Praxis eines Lungenfacharztes oder in der Klinik durchgeführt. Ein für Asthma relativ aussagekräftiger Lungenfunktionswert ist der so genannte Spitzenfluss (engl.: Peak Flow). Darunter versteht man die maximale Geschwindigkeit, mit der vom Patienten Luft ausgeatmet werden kann.

Diese einzelne Messung lässt sich – zumindest orientierend – auch mit einem einfachen Lungenfunktionsgerät von Ihnen selbst zu Hause vornehmen. Das entsprechende Messgerät heißt Peak-Flow-Meter. Patienten mit instabilem Asthma müssen mehrmals am Tag ihren Peak Flow messen und ihn in ein Tagebuch eintragen, das sowohl dem Arzt als auch dem Patienten zur Kontrolle dient. Je nach gemessenen Werten muss die Asthmatherapie angepasst werden. Mehr dazu lesen Sie auf Seite 89 im Kapitel »Die Asthma-Stufentherapie« sowie auf Seite 96 »Ampelschema – den Peak Flow selbst messen«.

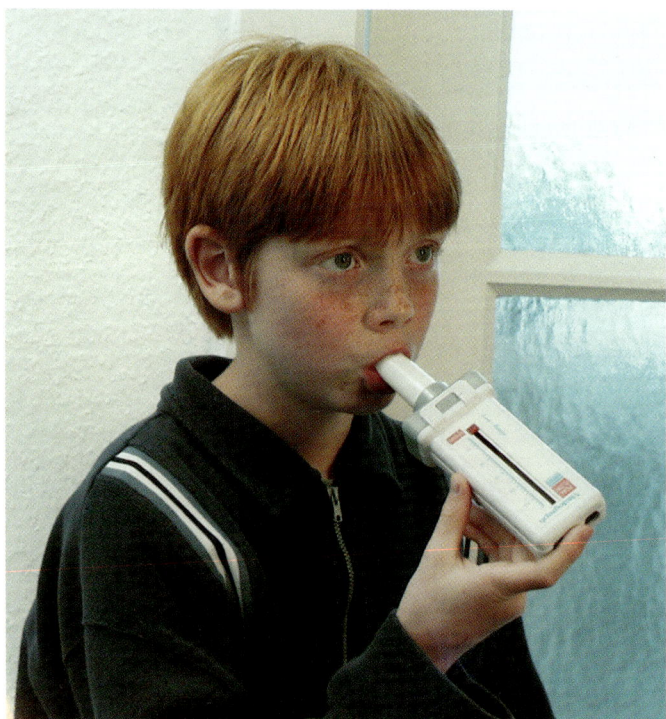

Abb. 10: Der Peak-Flow-Meter.

Allergien – auf der Suche nach den Auslösern

Die Diagnose einer Allergie umfasst 4 Schritte, die sich wie ein Mosaiksteinmuster zusammensetzen. Diese sind:

- die Befragung (Anamnese),
- der Hauttest,
- die Blutuntersuchung und
- der Reiztest (Provokationstest der Nasenschleimhaut oder Bronchien).

Ein unverzichtbarer Bestandteil zur Feststellung einer Allergie ist die ausführliche Befragung des Patienten. Bei Verdacht auf eine allergische Erkrankung muss diese über Hauttest und/oder Bluttest bestätigt werden. Nicht immer werden die verantwortlichen Auslöser gefunden. Wenn nicht klar ist, ob die auf der Haut positiv getesteten Substanzen allergische Beschwerden der Atemwege auslösen, lässt der Arzt Sie diese inhalieren. Anhand der Messung der Lungenfunktion vor und nach der Reizung durch Einatmen der betreffenden Substanz (inhalative Provokation, s. S. 53) kann allergisches Asthma endgültig nachgewiesen werden.

Die Allergieanamnese

Die genaue Schilderung allergischer Beschwerden ist wichtiger Bestandteil der Diagnosestellung. Die Allergieanamnese durch Ihren Arzt kann vertieft werden, wenn Sie vorher einen entsprechenden **Allergiefragebogen** ausgefüllt haben. Auf diese Weise können Sie in Ruhe den Charakter Ihrer allergischen Symptome darstellen. So helfen Sie selbst mit, die Ursache Ihrer Allergie herauszufinden. Denken Sie darüber nach, wo und wann die allergischen Beschwerden auftraten.

Der Hauttest (Prick-Test)

Beim Hauttest wird meist auf der Innenseite des Unterarms eine ganze Reihe typischer Allergene aufgetragen. Anschließend wird die Haut mit einer kleinen Metallspitze oder Nadel geritzt bzw. eingestochen. Dieser Test wird nach dem englischen Wort prick (dt.: stechen) als Prick-Test bezeichnet.

Liegt eine Allergie vor, kommt es zu einer Rötung und Schwellung der Haut (Quaddelbildung). Je nach Stärke der Quaddeln spricht man von einer negativen (–) oder leicht (+), mittelgradig (++) bzw. stark positiven

Überblick

Typische Hinweise auf allergisches Asthma

- Pollen: Asthma verstärkt im Freien während der Pollenflugzeit
- Hausstaubmilben: Beschwerden verstärkt innerhalb geschlossener Räume, insbesondere bei Staubbelastung; Besserung in den Bergen (oberhalb 2 000 m)
- Tierhaare und -epithelien: Asthma verstärkt bei Kontakt mit Tieren. Sofern Haustiere vorhanden, kommt es außerhalb des Hauses, etwa auf Reisen, zu einer Besserung
- Schimmelpilze: Beschwerden in feuchten, von Schimmelpilzen befallenen Räumen oder in der Nähe von Komposthaufen

(+++) allergischen Reaktion der Haut. Zum Vergleich wird die Reaktion der Haut auf Kochsalz (normalerweise negativ: –) und Histamin (+++) herangezogen. Wenn die Reaktion auf das Allergen mindestens so ausgeprägt ist wie die auf Histamin, bezeichnet der Arzt dies als signifikant positive Reaktion (+++). In diesem Fall ist davon auszugehen, dass eine Allergie auf die getestete Substanz vorliegt. Bei einer positiven Reaktion auf Kochsalz liegt eine Überempfindlichkeit der Haut vor, sodass die Reaktionen auf die getesteten Substanzen nicht sicher zu bewerten sind. Dies ist beispielsweise häufiger bei Neurodermitis der Fall, die mit einer starken (nichtallergischen) Hautempfindlichkeit einhergeht. Sofern die im Prick-Test hervorgerufene Rötung und Quaddeln der Haut die Folge einer allgemeinen Überempfindlichkeit ist, spricht der Arzt von einer falsch positiven Reaktion auf das Allergen.

Bei den inhalativen Allergenen, also denjenigen allergisierenden Substanzen, die gewöhnlich über die Luft eingeatmet werden (z.B. Hausstaubmilben, Schimmelpilze, Pollen und Tierepithelien), reagiert die Haut im Prick-Test oft ähnlich wie die Schleimhaut von Nase und Bronchien. Ein positiver Hauttest ist somit ein wichtiger Hinweis auf eine mögliche allergische Reaktion der Nase und Atemwege, insbesondere wenn sich auch aus der Schilderung der Beschwerden entsprechende Hinweise ergeben. Sofern bei stark positiver Hautreaktion auf Pollen pfeifende Atemgeräusche, vor allem im Freien während der Pollenflugzeit, geschildert werden, ist ein pollenallergisches Asthma anzunehmen. Bei stark positiver Hautreaktion auf Hausstaubmilben ist nur dann ein hausstaubmilbenallergisches Asthma wahrscheinlich, wenn bei starker Staubbelastung (z.B. in Keller- oder Dachbodenräumen) Luftnot auftritt.

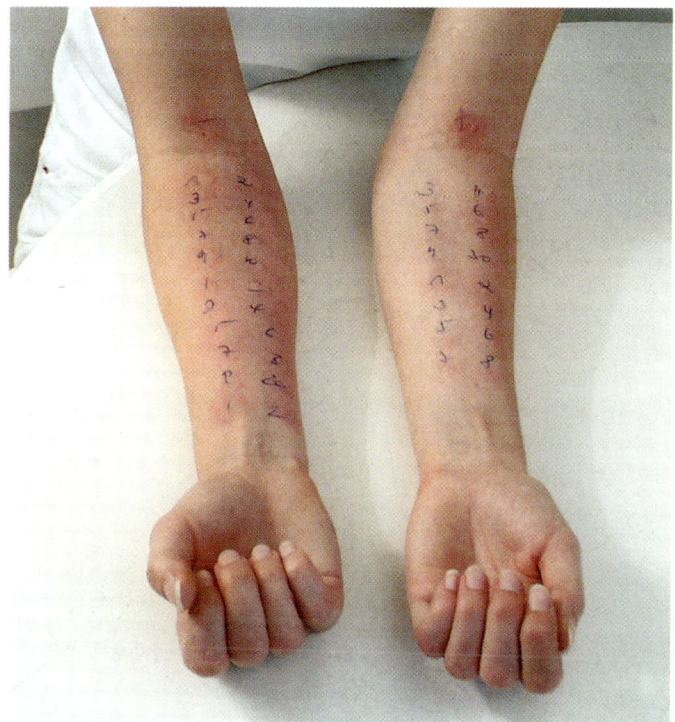

Abb. 11: Der
Prick-Test.

Häufige Probleme im Zusammenhang
mit der Allergiediagnostik an der Haut

Die Allergiediagnostik an der Haut (kutaner Allergietest) führt nicht immer zu einem richtigen Ergebnis. Anders formuliert: Es gibt positive Hautreaktionen, die nicht durch eine Allergie, sondern durch eine verstärkte (nichtallergische) Hautempfindlichkeit entstehen. Umgekehrt ist der Hauttest manchmal negativ, lässt also keine Reaktion auf das Allergen erkennen, obwohl der Patient auf diesen Stoff an den Schleimhäuten der Atemwege allergisch reagiert. Im ersten Fall spricht man davon, dass der erhobene Befund »falsch positiv«, im letzteren, dass der Befund »falsch negativ« ist. Der Arzt, der eine Allergie feststellen oder ausschließen möchte, muss daher nicht nur den Hauttest, sondern gegebenenfalls auch eine Blutuntersuchung auf spezifische Antikörper gegen die verdächtigen Allergene durchführen.

Klarheit durch den RAST-Test

Bei nicht eindeutigem Hauttest oder Nichtübereinstimmung zwischen Hauttest und Beschwerden sollte ein RAST-Test durchgeführt werden. Der RAST-Test erlaubt die Bestimmung der im Blut vorhandenen Antikörper gegen einzelne Allergene wie z. B. Gräserpollen oder Hausstaubmilben. Diese Antikörper sind Eiweiße oder Proteine, die aufgrund ihrer Zusammensetzung als Immunglobulin E bezeichnet werden. Für jedes einzelne »spezifische« Allergen wie Gräserpollen, Hausstaubmilben oder Schimmelpilze gibt es einen einzelnen »spezifischen« Antikörper, der daher als spezifisches IgE (spez. Immunglobulin E) bezeichnet wird. Dieser Antikörper wird von Blutzellen infolge der Sensibilisierung (s. S. 33) gebildet. Beim RAST-Test wird z. B. bei Verdacht auf eine Hausstaubmilbenallergie das Hausstaubmilbenallergen der Blutprobe des Patienten hinzugefügt. Gemessen wird dann die Menge der entstandenen Verbindungen zwischen Hausstaubmilbenallergen und Antikörpern. Diese Blutuntersuchung beantwortet daher nicht nur die Frage, ob eine Allergie vorliegt, sondern auch, wie ausgeprägt die Allergie ist. Entsprechend erfolgt in Abhängigkeit der Antikörpermenge im Blut eine Klassifizierung in RAST-Klasse 0 (keine Allergie) bis Klasse 4 (sehr starke Allergie).

Der Vorteil der RAST-Untersuchung ist die Unabhängigkeit von der Hautempfindlichkeit, die etwa bei Neurodermitikern zu falschen Befunden führen kann. Nachteile sind die relativ hohen Kosten und die Dauer der Analyse.

Die inhalative und nasale Provokation

Bei allergischen Patienten sollte ein Reiztest der Atemwege oder der Nasenschleimhaut mit den betreffenden allergisierenden Substanzen erfolgen (inhalative oder nasale Provokation), wenn aus der Vorgeschichte und den Untersuchungsbefunden nicht eindeutig zu erkennen ist, ob die Asthmabeschwerden durch eine Allergie ausgelöst werden.

Für diese inhalative Provokation verwendet Ihr Arzt Allergenextrakte, z. B. von Pollen oder Hausstaubmilben, die über ein Inhalationsgerät als feiner Nebel eingeatmet werden. Mithilfe des Lungenfunktionstests wird anschließend beobachtet, inwieweit die Atemwege sich während und im Anschluss an die Inhalation verengen. Da dies auch noch Stunden nach der Reizung geschehen kann, wird Ihr Arzt Ihre Lungenfunktion mindestens zweimal messen. So lässt sich die Sofortreaktion ca. 5–30 Minuten und die verzögerte Reaktion ca. 6 Stunden später bestimmen.

Der Arzt muss die einzelnen Untersuchungsbefunde wie Mosaiksteine zusammensetzen, um sich ein Bild davon machen zu können, welche Allergene für das Asthma des Patienten verantwortlich sind.

Allergische Hauterkrankungen und ihre Bedeutung bei Asthma

Asthma tritt gehäuft bei allergischen Hauterkrankungen auf. Daher ist die Untersuchung der Haut eine wichtige diagnostische Maßnahme bei Patienten mit Asthma bronchiale. Umgekehrt können allergische Erkrankungen der Haut einem Asthma viele Jahre vorausgehen. Man unterscheidet drei große Krankheitsgruppen:

- das Nesselfieber (Urtikaria)
- das atopische Ekzem (Neurodermitis)
- das Kontaktekzem

Was versteht man unter Nesselfieber (Urtikaria)?

Diese Erkrankung tritt häufig im Zusammenhang mit einer Nahrungsmittelallergie auf, etwa beim Genuss von Erdbeeren. Ungefähr eine halbe Stunde nach dem Essen werden stark gerötete, umschriebene, manchmal zusammenfließende Hautschwellungen (Quaddeln) sichtbar, die in bestimmten Körperregionen beginnen (z.B. im Gesicht) und sich dann über den gesamten Körper ausdehnen. Die Quaddeln verursachen meist erheblichen Juckreiz. Da die Erscheinungen an die Hautreaktion bei Kontakt mit Brennnesseln erinnern und manchmal mit Fieber einhergehen, werden sie im Volksmund Nesselfieber genannt. Die Allergiediagnostik gestaltet sich oft kompliziert, insbesondere wenn die Nesselsucht bereits chronisch ist. Nicht immer kann das verantwortliche Nahrungsmittel oder der betreffende Lebensmittelzusatzstoff gefunden werden, sodass in vielen Fällen nur eine Behandlung der Beschwerden mit antiallergischen Medikamenten übrig bleibt.

Die Überempfindlichkeit der Haut kann bei Nesselfieber so stark sein, dass schon ein Temperaturreiz (Kälte oder Wärme) die Hauterscheinungen auslösen oder verstärken kann. Daneben gibt es Nesselfieberarten, die durch mechanischen Druck oder Lichtreiz hervorgerufen werden. Ihr Arzt wird nicht nur bemüht sein, eine Allergie, sondern auch einen Entzündungsherd im Körper (z.B. eine Nasennebenhöhlenentzündung oder einen vereiterten Zahn) auszuschließen, der in Einzelfällen eine Urtikaria auslösen kann.

Sonderformen des Nesselfiebers sind das **Quinke-Ödem**, das überwiegend im Gesicht sowie an der Mund- und Rachenschleimhaut auftritt, sowie das **Arzneimittel-Exanthem**, das nach Gabe verschiedener Medikamente, z. B. bei Penicillinen oder ACE-Hemmern, auftreten kann und sich häufig durch kleine Flecken am Körper zeigt.

Was ist Neurodermitis?

Neurodermitis ist ein Ekzem der Haut, das durch trockene, rauhe Hautpartien, die häufig erheblich jucken, gekennzeichnet ist. Bevorzugt findet sich Neurodermitis im Bereich der Ellenbeugen und Kniekehlen sowie am Hals. In schweren Fällen ist die gesamte Haut betroffen. Es ist bis heute nicht geklärt, ob es sich um eine rein allergische Erscheinung handelt. Hausstaubmilbensanierung führt häufig zu einer Besserung der Beschwerden. Zusätzlich wird die Erkrankung durch psychische Belastungen verstärkt. Auch die Ernährung spielt für den Krankheitsverlauf eine wichtige Rolle. So verstärkt der Genuss von Süßigkeiten oder Zitrusfrüchten gewöhnlich die Beschwerden.

Was ist ein Kontaktekzem?

Hierbei handelt es sich um eine Entzündung, die nur dort auftritt, wo direkter Hautkontakt mit dem betreffenden Allergen bestanden hat. Sie entsteht als Reaktion auf zahlreiche Industriestoffe bzw. Kunststoffe (Putzmittel, Konservierungsstoffe, Lösungsmittel).

Die Diagnostik des Kontaktekzems wird nicht mit den bei Asthma üblichen Hauttests (zur Feststellung der Sofortreaktion), sondern mit aufwendigen Pflastertests durchgeführt, wobei das Ergebnis erst nach 48 bzw. 72 Stunden abzulesen ist. Üblicherweise werden ca. 40 Allergene getestet. Die Therapie besteht letztlich im Meiden des auslösenden Stoffes.

Die Grundlagen der medikamentösen Asthmatherapie

Die medikamentöse Asthmatherapie basiert auf der wissenschaftlichen Erkenntnis, dass der grundlegende Prozess beim chronischen Asthma die Entzündungsreaktion ist. Deshalb muss nicht nur die Verengung der Atemwege durch bronchialerweiternde (bronchospasmolytische) Medikamente gelindert werden, sondern insbesondere die Entzündung bedarf einer Medikation.

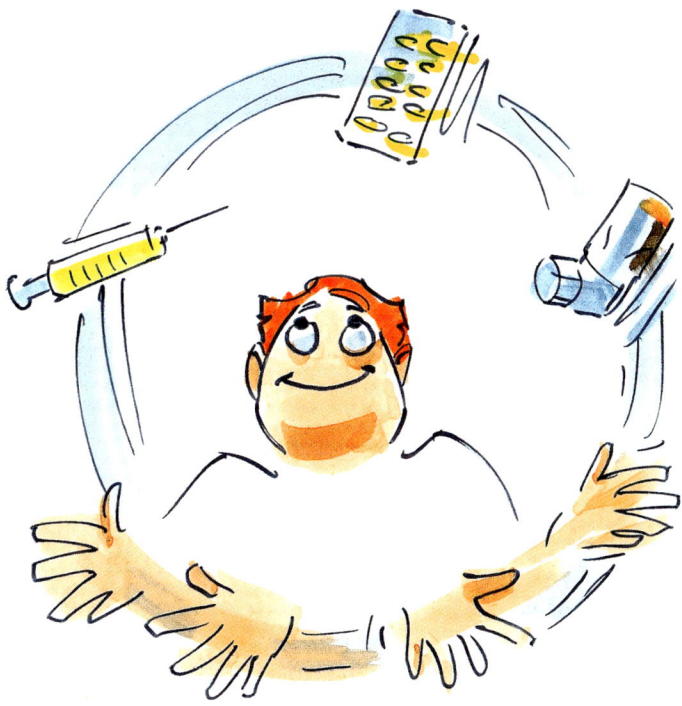

Asthmamedikamente werden vorzugsweise inhaliert, da der Wirkstoff so rasch und ohne Umwege zum »Ort des Geschehens« gelangt und deshalb geringere Nebenwirkungen verursacht. Die mit Abstand wichtigste Medikamentengruppe zur Behandlung des Asthma sind die inhalativen Corticoide. Sie hemmen praktisch alle Entzündungszellen und fördern die Bildung neuer Beta-2-Rezeptoren. Dadurch wird die Ansprechbarkeit der Bronchien auf erweiternde Medikamente verbessert.

Auch wenn sich die Wirkungen der verfügbaren inhalativen Corticoide nur bedingt vergleichen lassen, sprechen wissenschaftliche Untersuchungen und eigene Erfahrungen dafür, dass Budesonid (z. B. Pulmicort-Turbohaler®) und Fluticason (z. B. Flutide-Diskus®) bezüglich ihrer antientzündlichen Wirkung und ihres Nebenwirkungsspektrums den anderen Substanzen überlegen sind. Aufgrund einer sehr guten Deposition in der Lunge scheint auch Beclomet eine verstärkte antientzündliche Wirksamkeit zu entfalten, sofern es im Treibmittel gelöst ist wie beim Präparat Ventolair® oder Junik Autohaler®. Andere entzündungshemmende Medikamente wie die Cromoglycinsäure, Nedocromil oder Leukotrienantagonisten weisen ein schmaleres Wirkungsspektrum auf und sind meist nicht in der Lage, die inhalativen Corticoide zu ersetzen.

Es steht heute außer Zweifel, dass die Therapie mit inhalativen Corticoiden nicht nur bei Erwachsenen, sondern auch bei Kindern frühzeitig beginnen sollte. Auch wenn nach neueren Erkenntnissen nicht alle asthmabedingten Veränderungen der Atemwege auf Corticoide ansprechen, konnte in Untersuchungen aus Holland und Dänemark nachgewiesen werden, dass der rechtzeitige Einsatz von inhalierbarem Cortison Umbauvorgänge in den Atemwegen verhindern kann..

Wichtigste Substanzgruppen der bronchialerweiternden Medikamente sind die Beta-2-Sympathomimetika, die auch als Beta-2-Rezeptor-Stimulatoren bezeichnet werden. Die Entwicklung der lang wirksamen Wirkstoffe Formoterol und Salmeterol haben die Asthmatherapie und -kontrolle weiter verbessert. Eine Weiterentwicklung stellen die Kombinationspräparate von lang wirksamen Beta-2-Sympathomimetika und inhalativen Steroiden wie Salmeterol/Fluticason (Präparat Viani®) sowie Formoterol/Budesonid (Präparat Symbicort®) dar. Gerade bei höhergradigem Asthma stellt die Einnahme eines Kombinationspräparates eine Verbesserung der Therapiesicherheit dar, zumal nachgewiesen werden konnte, dass sich bei gleichzeitiger Einnahme die beiden Substanzgruppen gegenseitig verstärken (siehe auch S. 78 ff.).

> **Übersicht**
>
> **Grundsätze und Ziele der medikamentösen Asthmabehandlung**
>
> - Einbeziehung von Patient und Angehörigen in den Behandlungsplan
> - Verminderung der Entzündung und der bronchialen Überempfindlichkeit
> - Besserung oder Normalisierung der Lungenfunktion
> - Wegfall oder deutliche Reduktion von Asthmabeschwerden
> - Ausbleiben von Episoden mit verstärktem Asthma
> - gute Belastbarkeit, verbesserte Lebensqualität
> - Medikamenteneinnahme ohne Nebenwirkungen
> - Verhinderung einer krankheitsbedingten Einschränkung der körperlichen und geistigen Entwicklung bzw. Aktivität

Die zwei großen Gruppen der Asthmamedikamente

Grundsätzlich unterscheidet man zwei große Medikamentengruppen nach ihrer Wirkungsweise. Die eine wirkt entzündungshemmend (antientzündlich), die andere bronchialerweiternd.

● **Tab. 3: Die beiden großen Medikamentengruppen in der Asthmatherapie**

Entzündungshemmende Präparate (Controller)	Bronchialerweiternde Präparate (Reliever)
Corticoide (inhalativ)	Beta-2-Mimetika
Corticoide (systemisch)	
DNCG (Dinatriumchromoglykat)	Anticholinergika
Nedocromil	(Parasympathikolytika)
Leukotrien-Rezeptor-Antagonisten	Theophyllin
Theophyllin	
Anti-IgE (noch nicht zugelassen)	

Die wichtigste Medikamentengruppe in der Dauerbehandlung von Asthma ist die der inhalativen Corticoide, also cortisonhaltige Sprays. Sie wirken stark entzündungshemmend und ermöglichen dadurch eine langfristige Kontrolle des Asthmas, weshalb man sie nach der englischen Nomenklatur als Controller bezeichnet.

Eine sofortige Erleichterung der Atmung ist nur durch eine unmittelbar wirksame Erweiterung der Atemwege möglich. Die hierzu eingesetzte Gruppe der bronchialerweiternden Medikamente wird als Erleichterer (engl.: Reliever) bezeichnet, abgeleitet von dem englischen Verb to relieve (erleichtern).

Etwas verwirrend ist die Tatsache, dass die bronchialerweiternden Medikamente mit Langzeitwirkung wie Formoterol (z. B. Oxis®) oder Salmeterol (z. B. Serevent®) wegen ihrer anhaltenden und somit auch kontrollierenden Wirkung u. a. während der Nacht zur Gruppe der Controller gerechnet werden, obwohl sie nicht antientzündlich wirken.

Was hilft bei akutem Asthma?

Bei plötzlich auftretenden Asthmabeschwerden müssen vordringlich sofort wirksame inhalative bronchialerweiternde Medikamente (Beta-2-Sympathomimetika) gegeben werden, weil es zunächst darum geht, die verengten Atemwege zu öffnen. Die antientzündlichen Medikamente haben praktisch keine Sofortwirkung und sind daher allein nicht ausreichend. Langfristig allerdings bessern sie die Asthmabeschwerden, weil sie durch ihre Entzündungshemmung eine Abschwellung der Bronchialschleimhaut sowie den Abbau der Überempfindlichkeit fördern.

Neuere Untersuchungen sprechen für eine gegenseitige Wirkungsverstärkung: Einerseits verbessern inhalative Corticoide die Ansprechbarkeit auf bronchialerweiternde Beta-2-Sympathomimetika, andererseits verstärken gleichzeitig eingenommene Beta-2-Mimetika die antientzündliche Wirkung des Cortisons.

Inhalative oder systemische Therapie – Pro und Kontra

Die lokale Therapie mittels Inhalation bietet gegenüber der systemischen mit Tabletten den Vorteil einer rascheren Medikamentenaufnahme im Körper, einer stärkeren Wirkung am Zielort, den Bronchien, sowie geringerer Nebenwirkungen.

Die Therapie mit bronchial-erweiternden Medikamenten (Reliever)

Die medikamentöse Erweiterung der Bronchien führt zu einer Erleichterung der Atemarbeit und damit zur Abnahme der Luftnot. Reliever haben allerdings keine Wirkung auf die Schleimhautentzündung bei Asthma. Ihre alleinige Einnahme ohne antienzündliche Medikamente ist daher unzureichend. Langfristig kann eine solche Therapie sogar gefährlich werden, da Entzündung und Überempfindlichkeit im Verlauf zunehmen.

Überblick

Bronchialerweiternde Medikamente

1. Beta-2-Sympathomimetika
   - stark bronchialerweiternd
   - kurz und lang wirksame Präparate:
     lang wirksame Präparate mit Sofortwirkung (Formoterol) und ohne Sofortwirkung (Salmeterol)

2. Anticholinergika
   - mittelgradig bronchialerweiternd
   - bei Asthma seltener verwendet, häufiger Einsatz bei chronisch obstruktiver Bronchitis (COPD)

3. Theophyllin
   - mäßig stark bronchialerweiternd
   - leicht antientzündlich wirksam

Die stärksten Erweiterer: Beta-2-Sympathomimetika

Die wichtigste Medikamentengruppe zur Öffnung der Atemwege sind die Beta-2-Sympathomimetika. Sie sind auch unter dem Namen Beta-2-Rezeptor-Stimulatoren, Beta-2-Mimetika und Beta-2-Rezeptor-Agonisten bekannt. Es handelt sich hierbei immer um die gleiche Substanzklasse. Diese Medikamentengruppe wirkt stimulierend auf die Empfängerstellen der Atemwegsmuskulatur, die Betarezeptoren (s. S. 27). Die Folge der Stimulation dieser Rezeptoren ist eine Erschlaffung der Muskulatur, die jedoch nicht immer vollständig sein muss.

Die Beta-2-Sympathomimetika lassen sich nach der Schnelligkeit des Wirkungseintritts und der Dauer der Wirkung in zwei Gruppen unterteilen:

- die kurz wirksamen, deren Wirkung schnell eintritt und ca. 3–4 Stunden anhält,
- die lang wirksamen mit einer Wirkdauer von etwa 12 Stunden.

Hier unterscheidet man wiederum Präparate, deren Wirkung sich rasch oder verzögert zeigt.

Lang wirkende Beta-2-Mimetika als Aerosol – effektiv und schonend zugleich

Die lang wirksamen inhalativen Beta-2-Sympathomimetika werden mit besonderem Erfolg bei nächtlichem Asthma bronchiale eingesetzt. Sie werden immer dann verschrieben, wenn mehr als 2–4 Hübe pro Tag eines kurz wirksamen Beta-2-Sympathomimetikums erforderlich wären. Inhalative Pulver oder Sprays erhalten den Vorzug, da sie im Gegensatz zur systemischen Therapie mit Tabletten deutlich weniger Nebenwirkungen (z. B. Herzjagen oder Rhythmusstörungen) verursachen. Sie können außerdem niedriger dosiert werden. Bei gleichzeitiger Einnahme von langzeitwirksamen Beta-2-Mimetika und inhalativen Corticoiden tritt eine gegenseitige Wirkungsverstärkung ein. Die Mechanismen dieser Wechselwirkung sind noch nicht völlig geklärt. Gegenüber Theophyllin (s. S. 68) weisen lang wirksame inhalative Beta-2-Mimetika den Vorteil geringerer Nebenwirkungen und stärkerer Bronchialerweiterung auf. Sie haben jedoch – wie auch die kurz wirksamen inhalativen Beta-2-Sympathomimetika – keine antientzündliche Wirkung auf die Bronchialschleimhaut.

● Tab. 4: Beta-2-Sympathomimetika

Kurz wirksame inhalative Beta-2-Sympathomimetika	
Wirkstoff	**Medikament (Beispiele)**
Fenoterol	Berotec® Dosieraerosol
Salbutamol	Sultanol® Dosieraerosol Apsomol® Dosieraerosol Salbulair® Autohaler® Salbutamol-Generica
Terbutalin	Aerodur® Turbohaler
Lang wirksame inhalative Beta-2-Sympathomimetika	
Wirkstoff	**Medikament (Beispiele)**
Formoterol (Wirkungseintritt sofort)	Foradil® P Oxis® Turbohaler®
Salmeterol (Wirkungseintritt verzögert)	Serevent® Dosieraerosol Serevent® Diskus®
Lang wirksame systemische Beta-2-Sympathomimetika (Tabletten)	
Wirkstoff	**Medikament (Beispiele)**
Bambuterol	Bambec®
Salbutamol	Volmac®
Terbutalin	Bricanyl-Duriles®

Nebenwirkungen von Beta-2-Sympathomimetika bei Überdosierung

- Herzjagen
- Zittern
- Panik, Angstzustände
- Kaliumverlust:
  Serumspiegel erniedrigt

- EKG-Veränderungen
- Herzrhythmusstörungen
- Muskelschädigung
- Milchsäureanstieg im Blut

Vor allem bei Bronchitis: Anticholinergika

Anticholinergika beeinflussen Rezeptoren des vegetativen Nervensystems (Muscarinrezeptoren). So tragen sie indirekt zur Erweiterung der Bronchien bei. Durch den unterschiedlichen Wirkmechanismus können sie die Beta-2-Sympathomimetika ergänzen. Ihr bronchialerweiternder Effekt ist allerdings geringer als der bei Beta-2-Sympathomimetika. Deshalb werden Anticholinergika in Europa eher selten zur Behandlung von Asthma eingesetzt. Besser wirksam sind sie bei der chronisch obstruktiven Bronchitis der Raucher.

Grundsätzlich sollte ihre Wirksamkeit durch einen Bronchospasmolysetest (s. S. 52) überprüft werden. Die Anwendung ist natürlich nur dann sinnvoll, wenn die Lungenfunktion nach Inhalation eine Besserung zeigt und der Asthmatiker mit Beta-2-Mimetika und inhalativen Steroiden noch nicht ausreichend gut eingestellt ist.

● **Tab. 5: Inhalative Anticholinergika**

Wirkstoff	Medikament (Beispiele)
Ipatropiumbromid	Atrovent®-Inhaletten®
	Atrovent®-Lösung
Oxitropiumbromid	Ventilat®-Dosieraerosol
	Ventilat®-Kapseln

Heute wieder populär: Theophylline

Diese Medikamentengruppe wird seit mehr als 50 Jahren in der Asthmatherapie eingesetzt. Die Theophylline (auch Methylxanthine) gehören zu den ältesten und preiswertesten Asthmamedikamenten. Sie haben nur eine mäßige bronchialerweiternde Wirkung, die deutlich geringer ist als die der Beta-2-Sympathomimetika. Früher wurde Theophyllin in möglichst hoher Dosis gegeben. Wegen der dabei häufig auftretenden Nebenwirkungen wurde die Theophyllintherapie zunehmend vermieden.

Neuere Untersuchungen konnten belegen, dass Theophyllin in niedriger Dosis nicht nur eine leicht bronchialerweiternde, sondern zusätzlich eine leicht antientzündliche und die Bronchien schützende Wirkung hat. Daher wird Theophyllin heute wieder häufiger verordnet, insbesondere bei höhergradigem Asthma, sofern es mit inhalativen Corticoiden und lang wirksamen bronchialerweiternden Beta-2-Sympathomimetika nicht ausreichend zu stabilisieren ist. Theophylline können die inhalativen Corticoide zwar nicht ersetzen, deren Wirkung jedoch ergänzen. Sie vermindern die Spätreaktion bei Asthma und reduzieren die bronchiale Überempfindlichkeit gegenüber Histamin. Als Folge der Theophyllintherapie konnte auch eine Reduktion der Anzahl asthmatypischer Entzündungszellen (Eosinophile) im Auswurf nachgewiesen werden.

Wie sie angewendet werden

Theophylline werden meist als Tabletten in retardierter Form verschrieben. Dabei wird der Wirkstoff zeitlich verzögert freigesetzt. Die Folge: ein über den Tag konstanter Blutspiegel. Das Medikament muss deshalb nur noch 1-mal oder 2-mal täglich eingenommen werden.

Eine weitere Anwendungsform ist die Injektion in die Vene bei akutem Asthmaanfall. Theophylline eignen sich daher als Notfallmedikamente, wobei man auch Tropfen oder Brausetabletten verwendet, die rascher als Tabletten aus dem Darm resorbiert werden.

Um Nebenwirkungen zu vermeiden, sollte Theophyllin in niedriger Dosis (400–600 mg/Tag) verordnet werden.

Theophylline in Tablettenform: wasserfreie Präparate mit verzögerter Freisetzung (retardierend)

Pulmidur®, Uniphyllin®, Euphylong®, Solosin®, Aerobin®, Afonilum®, Bronchoretard®, Contiphyllin®, Cronasma®, Duraphyllin®, Euspirax®, Parasthman®, Phyllotemp®, Pulmo-Timelets®, Theo von CT®, Theophyllard®, Unilair®, Theophyllin retard Heumann®, Theophyllin retard-ratio®, Theophyllin Stada®, Tromphyllin®

Mögliche Nebenwirkungen

Der Nachteil von Theophyllin besteht in den erheblichen Nebenwirkungen bei Überdosierung. Theophyllin hat chemisch eine dem Koffein verwandte Struktur. Dies erklärt, warum es in hohen Dosen wie eine Überdosis Kaffee wirken kann: Der Betroffene reagiert mit stärkerem Schwitzen, Herzjagen sowie Nervosität. Magenempfindliche klagen oft auch über Übelkeit oder Bauchschmerzen und Appetitlosigkeit. Patienten mit verstärktem Rückfluss von Magensaft in die Speiseröhre (chronische Refluxkrankheit) klagen bei Einsatz von Theophyllin häufig über vermehrtes Sodbrennen und Aufstoßen. Auch Schlafstörungen kommen vor, sodass insbesondere bei Kindern Theophylline zurückhaltend verordnet werden sollten.

Theophylline sind grundsätzlich vorsichtig zu dosieren, zumal unter bestimmten Umständen (s. u.) die Ausscheidung des Wirkstoffs vermindert ist. Erhöhen Sie also die Dosis nicht ohne Rücksprache mit Ihrem Arzt. Dies gilt insbesondere, wenn Sie bereits eine höhere Dosis einnehmen (mehr als 600 mg/Tag). Besonders gefürchtet sind Nebenwirkungen auf das zentrale Nervensystem. Patienten mit Hirnkrampfanfällen (z. B. Epilepsie) sollten deshalb Theophylline nicht einnehmen.

Mögliche Nebenwirkungen bei zu hohen Theophyllinblutspiegeln

Bei sehr hohen Theophyllinspiegeln im Blut können Vergiftungserscheinungen auftreten. Ihr Arzt wird gegebenenfalls eine Theophyllinspiegelbestimmung im Blut veranlassen.

- Kopfschmerzen
- Händezittern
- Übelkeit, Erbrechen
- Verhaltensstörungen
- Herzjagen, Herzunregelmäßigkeiten
- Kaliumerniedrigung im Blut
- Probleme beim Wasserlassen (besonders bei Prostatavergrößerung)
- Bettnässen (bei Kindern)
- Verminderung des Blutzuckerspiegels
- Krampfanfälle

Bei Theophyllineinnahme ist zu beachten, dass der Theophyllinblutspiegel durch Einnahme bestimmter Medikamente (z. B. Erythromycin und Cimetidine) erhöht werden kann. Ursache ist eine verminderte Ausscheidung des Medikaments über den Urin. Dies ist auch bei Virusinfekten, Herzschwäche und Lebererkrankungen möglich. In diesem Fall ist die Theophyllindosis nach Rücksprache mit Ihrem Arzt zu reduzieren. Raucher dagegen benötigen höhere Theophyllindosen, weil bei ihnen der Abbau dieses Medikaments beschleunigt ist.

Die Therapie mit entzündungs- hemmenden Medikamenten (Controller)

Das oberste Prinzip einer erfolgreichen Asthmatherapie ist die frühzeitige inhalative antientzündliche Behandlung der Bronchialschleimhaut. Studien aus den Niederlanden und Skandinavien an Erwachsenen und Kindern mit Asthma belegen, dass eine Verzögerung des Therapiebeginns mit inhalativen Steroiden zu einer kontinuierlich abnehmenden Lungenfunktion führt. Asthma lässt sich im weiteren Verlauf medikamentös immer schlechter beeinflussen.

Cortison – wirksam gegen Entzündungen

Cortison ist ein lebenswichtiges natürlich vorkommendes Hormon. Es wird in den Nebennieren gebildet und hat zahlreiche Funktionen, z.B. im Kohlenhydrat- und Mineralstoffhaushalt des Menschen. Die Ausschüttung von Cortison im Körper wird über Hormone der Hirnanhangdrüse gesteuert.

Pharmazeutisch hergestellte Abkömmlinge des Cortisons werden als Corticoide, Glucocorticoide oder Corticosteroide bezeichnet. Die Ausdrücke werden im Text synonym verwendet. Die Corticoidpräparate zur Inhalation sind mit Abstand die wichtigsten Medikamente in der Asthmatherapie.

Inhalatives Cortison – das Mittel der ersten Wahl

Trotz intensiver Forschung nach neuen, wirksameren Medikamenten ist Cortison bis zum heutigen Tag das wirksamste antientzündliche Medikament. Es hemmt direkt die Aktivierung von Entzündungszellen sowie die Freisetzung zahlreicher Botenstoffe aus vielen verschiedenen Entzündungszellen, die bei der Asthmareaktion eine Rolle spielen. Wissenschaftlich konnte nachgewiesen werden, dass sich bereits nach dreimonatiger regelmäßiger Behandlung mit inhalativen Corticoiden die Anzahl von Entzündungszellen in der Bronchialschleimhaut sowie in der Spül-

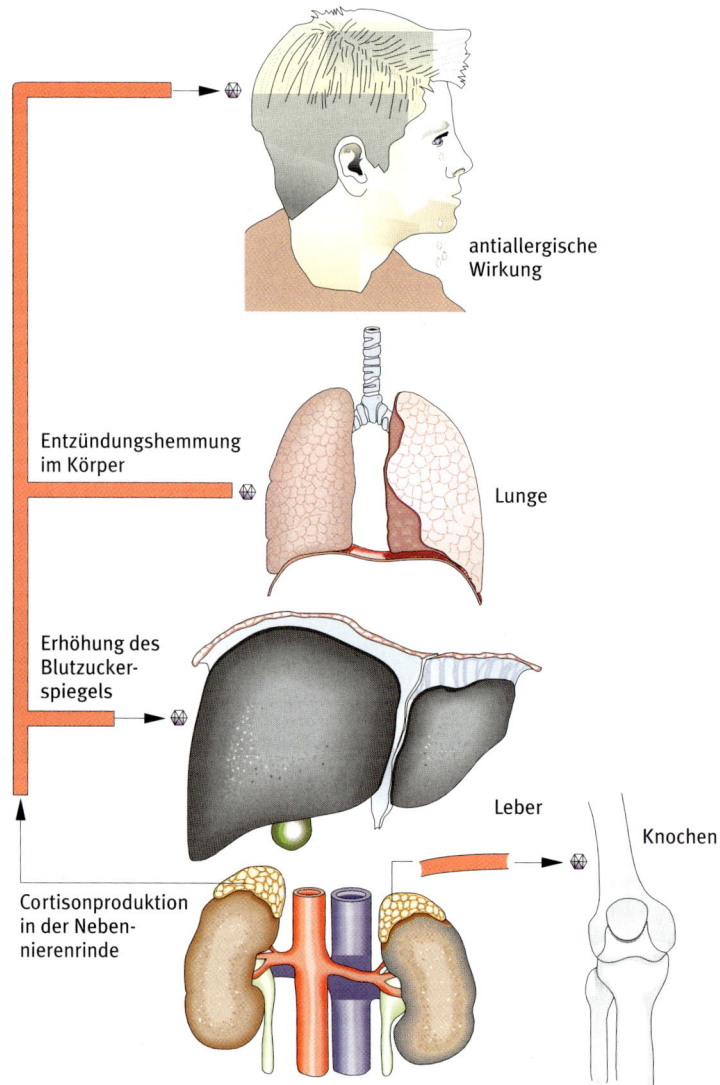

antiallergische
Wirkung

Entzündungshemmung
im Körper

Lunge

Erhöhung des
Blutzucker-
spiegels

Leber

Knochen

Cortisonproduktion
in der Neben-
nierenrinde

Abb. 12: Die Wege des Cortisons im Körper.

flüssigkeit der Bronchien und Lungenbläschen normalisierte und die vorher geschädigte oberste Zellschicht der Bronchialschleimhaut abgeheilt
war.

Die Therapie mit inhalativen Corticoiden sollte möglichst frühzeitig begonnen werden, weil bereits im Frühstadium der Erkrankung eine bronchiale Entzündungsreaktion nachweisbar ist. Werden inhalative Corticoide verspätet – z. B. 2 Jahre nach Erkrankungsbeginn – gegeben, sind Verbesserungen der Lungenfunktion und der bronchialen Überempfindlichkeit geringer ausgeprägt als bei Patienten, die schon zu Beginn der Erkrankung behandelt wurden.

Vorteile einer frühzeitigen Therapie mit inhalativen Corticoiden

Die frühzeitige Entzündungshemmung verhindert:

- Umbauvorgänge an der Bronchialschleimhaut,
- eine Zunahme der Bronchialverengung,
- den kontinuierlichen Abfall der Lungenfunktionswerte,
- die Abnahme der körperlichen Belastbarkeit,
- eine Destabilisierung des Krankheitsverlaufs,
- die Reduktion der Ansprechbarkeit auf Asthmamedikamente,
- eine Häufung von Krankenhauseinweisungen wegen Asthma,
- zunehmenden Medikamentenbedarf und
- eine Abnahme der Lebensqualität.

Wie wird Cortison eingenommen?

- Cortison und dessen chemisch gewonnene Abkömmlinge, die Corticosteroide, werden vorzugsweise als Pulver oder Treibgas inhaliert. Der Vorteil der Inhalation ist die relativ große Wirksamkeit am »Ort des Geschehens« sowie die geringere Nebenwirkung aufgrund minimaler Aufnahme ins Blut.
- Wird mit hohen Dosen eines inhalativen Corticoids keine ausreichende Entzündungshemmung erzielt, muss Cortison z. B. in Tabletten- oder Spritzenform gegeben werden (s. S. 80 und 83). Man spricht dann von einer systemischen Therapie, weil die im Blut aufgenommene Wirksubstanz im gesamten Körpersystem zirkuliert.
- Bei einem schweren Asthmaanfall kann der Arzt Cortison direkt in die Vene oder in den Muskel injizieren (s. S. 83).

● **Tab. 6: Inhalative Corticoide**

Wirkstoff	Medikament (Beispiele)
Budesonid	Pulmicort®-Turbohaler®, Budesonid-Generica
Fluticason	Flutide® Dosieraerosol, Diskus® Atemur® Diskus
Beclomethason	Sanasthmyl® Dosieraerosol, Diskus® Ventolair® (HFA-Lösung), Autohaler® Beclomethason-Dosieraerosol-Generica
Flunisolid	Inhacort® CFC Dosieraerosol mit Inhalierhilfe (Spacer)

Ist die Angst vor Cortison berechtigt?

Cortison hat erhebliche Nebenwirkungen, sofern es über einen längeren Zeitraum in höheren Dosen (s. S. 83) in den Körper aufgenommen wird, also bei einer systemischen Therapie mit Tabletten oder Injektionen. Eine einmalige systemische Cortisonbehandlung, z. B. bei einem akuten Asthmaanfall, ist in der Regel unproblematisch.

Die große Mehrheit der Asthmatiker, die Cortison einnehmen, verwendet nur die inhalativen Corticoide. Hier ist nur mit lokalen, geringfügigen Nebenwirkungen zu rechnen.

Nebenwirkungen inhalierbarer Corticoide – oft vermeidbar

Wird Cortison als Tablette oder Injektion gegeben, verteilt es sich über die Blutzirkulation im ganzen Körper. Bei der inhalativen Therapie wird Cortison direkt in die Bronchien transportiert. Dazu werden viel geringere Mengen benötigt, sodass nur ein minimaler Anteil in das Blut gelangt. Nebenwirkungen auf die verschiedenen Körpersysteme sind daher nicht zu erwarten.

Wird ein Corticoid inhaliert, so wird der größte Teil davon im Mund-Rachen-Raum abgelagert, ein kleinerer Teil gelangt in die Atemwege und in die Speiseröhre. Nebenwirkungen treten lediglich lokal, also im Mund-Rachen-Bereich auf. Als Folge der Cortisoninhalation kann eine **Pilzinfektion (Soor) der Mundhöhle** und des Rachens entstehen. Erste Hin-

Info

Wissenswertes zu den inhalativen Corticosteroiden

Wirkung

* breite antientzündliche Wirkung vor Ort, also an der Bronchial-schleimhaut; beeinflusst praktisch alle Entzündungszellen
* verhindert chronische Umbauprozesse der Bronchialschleimhaut und somit zunehmende Bronchialverengung und schlechtere Therapier-barkeit des Asthmas

Anwendungsformen

* Pulverinhalate
* Treibgas-Dosieraerosole (DA)

Treibgas-Dosieraerosole mit HFA (chlorfreie Hydrofluoralkane) oder FCKW (Fluor-Chlor-Kohlenwasserstoffe) mit und ohne atemgesteuerte Freisetzung

bei nicht atemgesteuerten FCKW-haltigen Dosieraerosolen Verwendung von Inhalierhilfen

Achtung: Durch den Gebrauch FCKW-haltiger Dosieraerosole wird die Ozonschicht der Atmosphäre geschädigt!

Aufnahme in das Bronchialsystem

am besten bei Pulverinhalaten wegen aktiver Einatmung (z. B. Pulmicort Turbohaler®) und bei HFA-Lösungen mit atemgesteuerter Freisetzung (z. B. Ventolair Autohaler®)

Akzeptanz bei Patienten

besonders hoch bei Pulverinhalation wegen fehlender Kaltluftreizung der Bronchien durch Treibgase

Einnahmefehler

seltener beim Pulverinhalator oder atemgesteuerten Treibgas-DA als beim üblichen FCKW-Treibgas-DA

Anwendung

bis 4-mal täglich, in der Regel 2-mal täglich;
einziges derzeit für 1-mal tägliche Gabe zugelassenes inhalierbares Corti-coid: Budesonid über Turbohaler® (Pulmicort®)

Nebenwirkungen

Heiserkeit und Mundpilz (Soor); Vermeidung durch Mundhygiene nach Inhalation (Mund spülen und gurgeln)

weise darauf sind eine Geschmacksveränderung und eine weißlich belegte Zunge. Außerdem können inhalierbare Cortisone zu einer **Schwächung der Stimmbandmuskeln** und somit zu **Heiserkeit** führen.

Um diese unerwünschten Begleiteffekte zu vermeiden, sollte grundsätzlich nach jedem Benutzen des Cortisonsprays oder -pulvers eine ausführliche Mundhygiene erfolgen. Das heißt: gurgeln und den Mund gut mit Wasser ausspülen. Hilfreich ist auch anschließendes Trinken oder Essen, um mögliche Cortisonreste im Rachenraum wegzuspülen.

Der im Rachen verbliebene Wirkstoff gelangt über den Magen in den Darm und schließlich in die Leber, wo er größtenteils abgebaut und inaktiviert wird. Da dies je nach Corticoid unterschiedlich schnell geschieht, erklären sich zum Teil die unterschiedlichen Nebenwirkungen einzelner Corticoide (s. S. 81 f.). Die in der Lunge abgelagerten Anteile des Cortisons gelangen direkt über die Lungenbläschen in den Blutkreislauf. Dies erklärt, warum Wirkstoffe, die bis tief in die Lunge vordringen können, eher Nebenwirkungen im Körper verursachen. In niedrigen und mittleren Dosierungen ist die Aufnahme von Budesonid und Fluticason bei Verwendung der Applikatoren Turbohaler und Diskus ins Blut so gering, dass die Wirkstoffe hier kaum gemessen werden können.

Bei höheren Dosen kann es zu einer geringfügigen Einschränkung des Längenwachstums bei Kindern kommen. Hier handelt es sich jedoch nur um eine Verzögerung des Wachstums, die auch bei fortbestehender Therapie in der Regel später ausgeglichen wird. Nur bei sehr hohen Dosen sind – durch Aufnahme von Cortison in die Blutbahn – systemische Nebenwirkungen zu erwarten.

Inhalierhilfen mindern Nebenwirkungen

Bei Verwendung eines FCKW-Treibgas-Dosieraerosols sollte immer die **Inhalierhilfe** (Spacer) verwendet werden. Diese Maßnahme führt zu einer besseren Aufnahme des Cortisons in der Lunge und zu einer geringeren Ablagerung von Cortison in der Mundhöhle. Durch elektrostatische Aufladung der Inhalierhilfe, etwa nach deren Reinigung, kann es zu einer vermehrten Ablagerung des Cortisons an der Kunststoffwand des Geräts und zu einem Verlust von Wirksubstanz kommen. Dies gilt insbesondere bei verzögerter Einatmung aus der Inhalierhilfe, weshalb die Inhalation aus dem Spacer immer sofort nach Betätigung des Dosieraerosols erfolgen sollte.

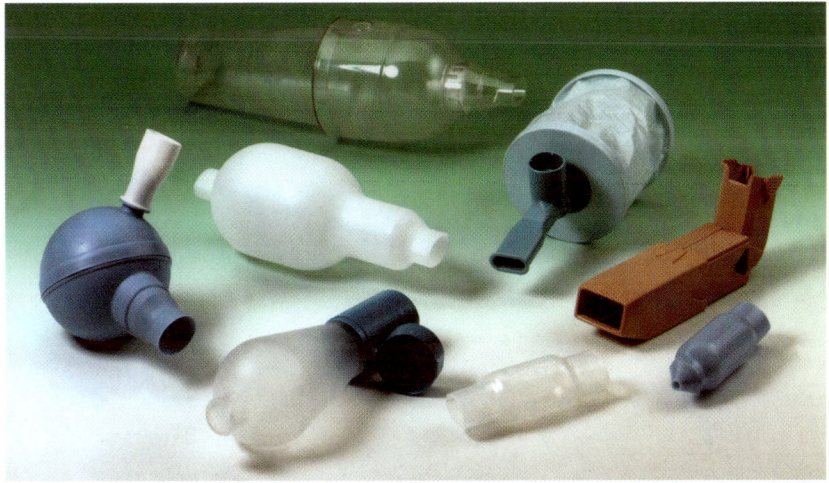

Abb. 13: Typische Inhalierhilfen für die Verwendung von Treibgas-Dosieraerosolen

Bei Verwendung von **Pulverinhalaten** mit speziellem Pulverinhalations-gerät wie Pulmicort (= Budesonid) **Turbohaler®** oder Flutide (= Fluticason) **Diskus®** ist eine vorgeschaltete Inhalierhilfe nicht notwendig, weil hierbei das Pulver durch den Einatmungszug zielgerichtet inhaliert wird. Es konnte nachgewiesen werden, dass die Dosis von einem Hub Pulmicort® über Turbohaler ca. 2 Hüben Pulmicort® über Dosieraerosol mit vorgeschalteter Inhalierhilfe entspricht. Aufgrund der günstigeren Verteilung der Wirksubstanz bei Pulverinhalaten, z.B. bei Inhalation mithilfe des Turbohalers®, kann die Dosis halbiert werden. So ist in Stufe 2 (niedrige Dosis) häufig bereits ein Hub Pulmicort® täglich ausreichend. Pulmicort® ist das einzige derzeit verfügbare inhalative Corticoid, das sowohl in Deutschland als auch den USA für eine Einmaldosierung (1-mal täglich, entspricht 200 µg) zugelassen wurde.

Auch bei HFA-Lösungen ist die Verteilung des Wirkstoffes in den Atemwegen so gut, dass die Dosis pro Hub halbiert werden konnte, etwa beim Ventolair® (Beclomet) **Autohaler®**. Hier ist ebenfalls keine Inhalierhilfe notwendig, weil das Dosieraerosol atemzuggesteuert freigesetzt wird, wobei dieses Präparat weiterhin 2-mal täglich appliziert werden muss.

Tagesdosen inhalativer Corticosteroide (Empfehlung der Deutschen Gesellschaft für Pneumologie 1998)

Substanz	Stufe 2 (niedrig)	Stufe 3 (mittel)	Stufe 4 (hoch)
Beclomethason-DP	≤ 500 µg	≤ 1 000 µg	≤ 2 000 µg
Budesonid	≤ 400 µg	≤ 800 µg	≤ 1 600 µg
Flunisolid	≤ 500 µg	≤ 1 000 µg	≤ 2 000 µg
Fluticason	≤ 250 µg	≤ 500 µg	≤ 1 000 µg

Die Dosierungen sind abhängig von der Anwendungsform: Bei Gebrauch z. B. von Pulmicort Turbohaler® oder Ventolair Autohaler® werden aufgrund verbesserter bronchialer Deposition ca. 50 % niedrigere Tagesdosen benötigt, bezogen auf die empfohlene Dosis des konventionellen Treibgas-Dosieraerosols. (Stufeneinteilung s. S. 90)

Die Kombinationstherapie: Cortison plus lang wirksames Beta-2-Sympathomimetikum

Derzeit sind nur zwei Präparate zur Inhalation verfügbar, die ein lang wirksames bronchialerweiterndes Beta-2-Sympathomimetikum und ein Corticoid enthalten: Viani® vom Hersteller Glaxo sowie Symbicort®, Hersteller: Astra Zeneca. Beide werden als Pulverinhalate über einen Inhalator (Diskus® bzw. Turbohaler®) angewendet.

- **Symbicort®** ist eine Kombination des lang wirksamen Beta-2-Stimulators Formoterol 4,5 µg mit zusätzlicher Sofortwirkung und des Steroids Budesonid in einer Dosis von 160 µg (freigesetzte Dosis).
- **Viani®** enthält Salmeterol (50 µg), einen lang wirksamen Bronchialerweiterer ohne Sofortwirkung, sowie das antientzündlich wirksame Steroid Fluticason in Dosierungen von 100 bis 500 µg (Viani mite® 50 µg/100 µg, Viani® 50 µg/250 µg und Viani forte® 50 µg/500 µg.

Der Vorteil solcher Kombinationstherapie ist, dass in den meisten Fällen eine zusätzliche Asthmamedikation entfällt. Dies ist für den Patienten sehr bequem und unterstützt eine zuverlässige Einnahme. Darüber hinaus verstärken sich die Einzelsubstanzen in der Kombination gegenseitig. Besonders bei mittel- und höhergradigem Asthma erweist sich die regelmäßige Gabe eines Kombinationspräparats als günstig, weil so eine verlässliche antientzündliche und bronchialerweiternde Basistherapie mit nur einem Medikament gewährleistet ist. Symbicort® hat gegenüber Viani® zusätzlich den Vorteil einer sofort wirksamen Bronchialerweiterung. Ein weiterer Vorzug ist, dass aufgrund der niedrigen Formoteroldosis (freigesetzt 4,5 µg) bei Verstärkung der Atembeschwerden das Medikament häufiger gegeben und die Dosis angepasst werden kann. Der Patient muss hier – im Gegensatz zu Viani® – nicht zu einem anderen Präparat mit höherer Steroiddosis greifen.

Bei stabilem leichteren Asthma besteht unter Verwendung der genannten Kombinationspräparate die Gefahr, dass die bronchialerweiternde Komponente unnötig hoch dosiert ist. In diesen Fällen ist die Einnahme inhalativer Steroide und separat der bedarfsweise Einsatz kurz wirksamer Bronchialerweiterer ausreichend. Oft benötigen die Patienten nur phasenweise, etwa bei Infekten, lang wirksame bronchialerweiternde Medikamente.

Eine bedarfsorientierte Therapie erweist sich hier nicht nur als Kosten sparend, sondern auch als schonend für den Asthmakranken und erfüllt die Anforderungen an eine flexible Asthmamedikation besser als die Kombinationstherapie. Außerdem wird eine konstante medikamentöse Anregung der Beta-2-Rezeptoren vermieden. Für eine optimale medizinische Therapie gilt immer noch der Leitsatz: So wenig wie möglich, so viel wie nötig. Mit Ihrem Hausarzt oder Lungenfacharzt sollten Sie daher besprechen, ob die Therapie mit einem Kombinationspräparat für Sie sinnvoll ist.

Wirkung inhalativer Kombinationspräparate

Substanzen	bronchialerweiternd	antientzündlich
Beta-2-Stimulator (kurz wirksam) plus Anticholinergikum (Berodual®)	+++	o
Beta-2-Stimulator (kurz wirksam) plus DNCG (Aarane®, Allergospamin®)	+++	(+)
Beta-2-Stimulator (lang wirksam) plus inhalatives Corticoid (Symbicort®, Viani®, Atmadisc®)	+++	+++

Der Einsatz von Cortisontabletten

Cortison in Tablettenform sollte nur dann verwendet werden, wenn mit inhalativen Maßnahmen, auch in hohen Dosierungen, eine Stabilisierung bzw. Besserung der Asthmabeschwerden nicht erreicht werden konnte. In diesem Fall muss Ihr Arzt entscheiden, ob eine kurzzeitige Cortisontherapie mit Tabletten oder Spritzen sinnvoll ist. Eine solche systemische Cortisontherapie verursacht stärkere Nebenwirkungen (s. S. 81) in der Regel nur bei Langzeitanwendung.

Die systemische Cortisontherapie wird in Form einer **Stufentherapie** vorgenommen. Die Cortisondosis wird zunächst relativ hoch gewählt und dann stufenweise, z. B. im 3-Tage-Rhythmus, reduziert.

Die Anwendung könnte so aussehen: 40 mg Prednison pro Tag verteilt auf 2 Dosen (3/4 morgens, 1/4 nachmittags); morgens um 6 Uhr werden 30 mg (6 Tbl.) gegeben, um 15 Uhr folgen die restlichen 10 mg (2 Tbl.). Diese Dosierung wird 3 Tage beibehalten und dann schrittweise reduziert.

In einer Studie wurde nachgewiesen, dass die Einnahme um 15 Uhr im Hinblick auf nächtliche Beschwerden günstiger ist als z. B. um 20 Uhr. Bei Dosierungen < 15 mg pro Tag können die Tabletten nur morgendlich eingenommen werden.

Systemische Cortisontherapie mit Tabletten
(Dosierungsbeispiel anhand von Prednison 5 mg-Tabletten)

Tag 1, 2, 3:	8 Tabletten jeweils oder 40 mg Prednison
Tag 4, 5, 6:	4 Tabletten jeweils oder 20 mg Prednison
Tag 7, 8, 9:	2 Tabletten jeweils oder 10 mg Prednison
Tag 10, 11, 12:	1 Tablette jeweils oder 5 mg Prednison
Tag 13, 14, 15:	$\frac{1}{2}$ Tablette jeweils oder 2,5 mg Prednison

---

Ihr Arzt wird immer bestrebt sein, Ihnen so wenig Corticoide wie möglich zu geben. Bei starkem Asthma ist allerdings manchmal auch eine Dauerbehandlung mit Cortisontabletten notwendig. Ziel sollte dabei sein, die Dosis so niedrig wie möglich zu halten. Sofern bei Ihnen schon häufiger Asthmaanfälle aufgetreten sind, empfiehlt es sich, Cortisontabletten in der Haus- und Reiseapotheke bereitzuhalten.

Achtung: Cortison wirkt niemals sofort. Die Wirkung beginnt erst nach ca. 3 Stunden und erreicht ein Maximum nach weiteren 6–12 Stunden. Bei magenempfindlichen Patienten sollten begleitend Säureblocker gegeben werden.

Welche Nebenwirkungen sind bei systemischer Cortison-Therapie möglich?

- **Knochenentkalkung (Osteoporose).** Die Folge ist – insbesondere bei älteren Menschen und Frauen – eine vermehrte Brüchigkeit der Knochen mit der Gefahr von Spontanfrakturen, also Knochenbrüchen durch minimale körperliche Belastungen.
- **Vermindertes Längenwachstum der Knochen bei Kindern.**
- **Hemmung der Nebennierenrindenfunktion** und somit Abnahme der Produktion lebenswichtiger eigener Hormone. Die Folge ist eine Gewichtszunahme durch Wasseransammlungen im Gewebe mit Ausbildung von Ödemen. Die Patienten weisen Schwellungen besonders im Bereich der Beine und des Gesichts auf. Auch der Zuckerstoffwechsel wird ungünstig beeinflusst. Ein versteckter Diabetes kann durch eine Cortisontherapie zum Ausbruch kommen, bestehender Diabetes kann sich deutlich verschlechtern.
- **Pergamenthaut** als Folge der Entwicklung einer sehr dünnen Haut. Es kommt zu großflächigen Einblutungen und starker Verletzbarkeit mit Hautabschürfungen.
- **Vollmondgesicht.** Auffällig ist eine ungewöhnliche Hautfettverteilung mit Entwicklung eines vollen, runden Gesichts, eines so genannten Stiernackens und einer Zunahme von Bauchfett. Man spricht von einem Cushing-Syndrom.
- **Linsentrübung.** Die Folge ist eine zunehmende Sehverschlechterung. Der Arzt spricht von grauem Star oder Katarakt.

Die nächste Tabelle liefert eine Übersicht möglicher Nebenwirkungen bei der Gabe von Cortison in Form von Tabletten oder Spritzen, je nach Dauer der Anwendung.

Mögliche Nebenwirkungen von Cortison in Tablettenform

- Appetitsteigerung
- Gewichtszunahme
- Flüssigkeitseinlagerungen (Ödeme)
- Bluthochdruck
- hormonelle Veränderungen (Cushing-Syndrom)
- Unterdrückung der Ausschüttung bestimmter Hormone aus der Hirnanhangdrüse (Hypophyse)
- Muskelerkrankung, Muskelschwäche (Myopathie)
- Achillessehnenriss
- Augenlinsentrübung (grauer Star oder Katarakt)
- Pilzbefall der Schleimhäute an Mund und Genitalien (Candida)
- verminderte Immunmechanismen (selten)
- psychische Veränderungen
- Magengeschwür
- Pergamenthaut (Hautatrophie), Blutungen, Blutergüsse
- Knochenentkalkung (Osteoporose)
- Störungen des Zuckerstoffwechsels

Maßnahmen, um einer Knochenentkalkung entgegenzuwirken (Osteoporoseprophylaxe)

- viel Bewegung: täglich Gymnastik zur Stärkung der Knochen
- Vitamin D
- Calcium
- Biphosphonate
- bei Frauen ergänzende Gabe weiblicher Hormone nach Einsetzen der Wechseljahre (Menopause)

Die Cortisonspritze – nur im Notfall

Bei einem schweren Asthmaanfall wird sich der Arzt möglicherweise dafür entscheiden, Ihnen das Cortison in die Vene zu injizieren. Kein Arzt tut das gern, weil er sich der Nebenwirkungen bewusst ist. Andererseits sind Cortisoninjektionen in manchen akuten Krankheitsfällen lebensrettend, so etwa bei allergischem Schock und bei sehr schweren Asthmaanfällen. Eine kurzfristige hoch dosierte Cortisontherapie ist grundsätzlich ohne Bedenken durchführbar. Probleme entstehen erst bei Langzeitanwendung.

Die Spritze in den Muskel (intramuskuläre Injektion) ist nur dann der Tabletteneinnahme vorzuziehen, wenn der Patient seine Medikamente nicht verlässlich einnimmt. Diese Anwendungsform ist sehr kritisch zu beurteilen, weil sie – noch stärker als die Einnahme von Cortisontabletten – gleichmäßige Cortisonspiegel im Blut verursacht und somit die natürlichen tageszeitlichen Veränderungen des Cortisonspiegels aufhebt.

Die antientzündliche Therapie ohne Cortison

Noch gibt es kein Medikament, das bei Asthma so gut antientzündlich wirkt wie die inhalierbaren Corticoide. In besonderen Fällen, wie nur sehr geringen und seltenen Asthmabeschwerden oder typischem Anstrengungsasthma, kann vor allem bei Kindern versuchsweise das **DNCG** (Cromoglicinsäure, Präparat Intal®, Dosieraerosol oder Inhalationspulver) oder **Nedocromil** (Präparat Tilade® als Dosieraerosol) eingesetzt werden. Auch bei Asthmabeschwerden, die durch körperliche Belastung oder die Inhalation kalter Luft entstehen, können diese Wirkstoffe hilfreich sein. Beides sind cortisonfreie und nebenwirkungsarme Medikamente, die eine nur leicht antientzündliche Wirkung entfalten, weil sie nicht auf alle Entzündungszellen wirken. Sie hemmen insbesondere die Freisetzung von Botenstoffen aus den Mastzellen (s. S. 32).

Sollten die Asthmabeschwerden unter dieser Therapie allerdings nicht vollständig verschwinden, müssen inhalierbare Corticosteroide eingesetzt werden, um ein Fortschreiten der Entzündung und damit eine Verschlimmerung des Asthmas zu verhindern.

Die Leukotrien-Rezeptor-Antagonisten

Erst in jüngster Zeit wurde eine neue cortisonfreie Medikamentengruppe eingeführt, deren entzündungshemmende Wirkung durch die Blockade des Botenstoffs Leukotrien entsteht. Obwohl Langzeiterfahrungen mit dieser Medikamentengruppe bisher nicht vorliegen, scheinen Präparate wie der in Deutschland bereits seit 1998 zugelassene Leukotrien-Rezeptor-Antagonist Montelukast (Singulair®) besonders bei Anstrengungsasthma sowie bei pseudoallergischen Asthmareaktionen, z.B. dem durch Aspirin induzierten Asthma (s. S. 41), wirksam zu sein.

Leukotrien-Antagonisten sind zugelassen für mittelschweres Asthma, also auf Stufe 2 und 3 der Asthma-Stufentherapie. Diese Medikamente scheinen in der Lage zu sein, episodisch auftretende Asthmaverstärkungen zu unterbinden. Die bisher vorliegenden Untersuchungen zeigen jedoch, dass sie inhalierbare Corticosteroide nicht ersetzen können. Daher sind Leukotrien-Antagonisten nicht als Cortisonersatztherapie zu empfehlen. Wegen der Zurückhaltung in der Anwendung von inhalativen Corticoiden bei Kindern wird Singulair® häufiger bei kindlichem Asthma eingesetzt. Aber auch hier gilt, dass inhalative Corticoide eine breitere antientzündiche Wirkung bei vertretbaren Nebenwirkungen aufweisen.

Ganz neu: Anti-IgE

Bei dieser Therapie, die zum Zeitpunkt der Drucklegung des Buches in Deutschland noch nicht eingeführt ist (Xolair® der Fa. Novartis), handelt es sich um gentechnologisch hergestellte (monoklonale) Antikörper gegen das Immunglobulin E (IgE), das eine Schlüsselrolle beim allergischen Asthma spielt (s. S. 33). Es führt zur Inaktivierung des im Blut zirkulierenden IgE sowie zur Hemmung der IgE-Produktion in der Enzündungszelle (B-Lymphozyt).

Klinische Prüfungen konnten zeigen, dass asthmatische Reaktionen nach allergischer Provokation vermindert auftreten und dass Asthmabeschwerden, allergischer Schnupfen und Medikamentenverbrauch unter Therapie mit Anti-IgE abnehmen. Nachteil ist, dass Anti-IgE nicht inhaliert oder als Tablette eingenommen werden kann, sondern regelmäßig – alle 2–4 Wochen – subcutan (unter die Haut) gespritzt werden muss.

Medikamente zur cortisonfreien antientzündlichen Asthmabehandlung

Achtung: Inhalatives Cortison ist meist nicht durch die folgenden Medikamente ersetzbar!

- **DNCG (Cromoglicinsäure)**
Wirkt auf Mastzellen, verhindert Freisetzung des Botenstoffs Histamin (Mastzellenstabilisator)
Anwendung: nur bei sehr leichtem Asthma, insbesondere bei Kindern, bei Anstrengungsasthma oder kaltluftinduziertem Asthma
Dosierung: 4-mal 2 Hübe (Treibgas-Dosieraerosol) täglich regelmäßig

- **Nedocromil**
wirkt ähnlich wie DNCG, ebenfalls ein Mastzellenstabilisator
Anwendung: nur bei sehr leichtem Asthma oder Reizhusten (Erwachsene und Kinder ab 12 Jahre)
Dosierung: 4-mal 2 Hübe (Treibgas-Dosieraerosol) täglich regelmäßig

- **Leukotrien-Rezeptor-Antagonisten**
wirken durch Hemmung des Botenstoffs Leukotrien
1998 eingeführt, daher noch keine Langzeiterfahrung,
gut wirksam beim Anstrengungs- und Schmerzmittelasthma, möglicherweise auch wirksam bei beginnendem Asthma sowie bei akuten Verschlechterungen
Anwendung in Deutschland entsprechend der Zulassung, jedoch nur für Asthma der Schweregrade 2 und 3
reduzieren möglicherweise den Medikamentenbedarf
Einnahme als Tablette, z. B. Montelukast
Präparat Singulair®, Einnahme als Tablette z. B. Montelukast.
Dosierung bei Kindern ab 6 Jahre: 1 x 1 Singulair junior® Kautablette = 5 mg, bei Erwachsenen 1 x 1 Singulair® Filmtabl. = 10 mg pro Tag.

- **Theophyllin**
wirkt mäßig antientzündlich und nur leicht bronchialerweiternd
ergänzt die antientzündliche Wirkung der inhalativen Steroide
Vorsicht: bei Überdosierung erhebliche Nebenwirkungen!
verboten bei Erkrankungen des Zentralnervensystems, z. B. bei Epilepsie
verstärkt unter Umständen Sodbrennen und fördert den Magensaftreflux
Theophyllinausscheidung kann durch verschiedene Medikamente erheb-

lich gehemmt werden, daher höhere Gefahr von Nebenwirkungen bei gleichzeitiger Einnahme z. B. des Antibiotikums Erythromycin oder des Säureblockers Cimetidin

Anwendung: bei Asthma des Schweregrads 2–4 in Ergänzung einer Therapie mit bronchialerweiternden Beta-2-Sympathomimetika und inhalativen Corticosteroiden

Dosierung: 200–1 000 mg täglich, in der Regel in 2 Dosen verabreicht, in Abhängigkeit von den Beschwerden niedrige Dosen bis max. 600 mg täglich bevorzugen

bei hoher Dosierung: Bestimmung der Theophyllinblutspiegel notwendig

Wirkung von Asthmamedikamenten (Einzelsubstanzen) im Vergleich

Substanzen	bronchialerweiternd	antientzündlich
inhalative Corticoide (z. B. Pulmicort®, Flutide®)	o	+++
Antileukotriene (z. B. Singulair®)	o	+
DNCG oder Nedocromil (z. B. Intal®, Tilade®)	o	+
Theophylline (z. B. Euphylong®, Pulmidur®)	+	(+)
Beta-2-Mimetika	+++	–

o = nicht wirksam, (+) = diskret wirksam, + = leicht wirksam,
+++ = stark wirksam

Begleitende Medikamente in der Asthmatherapie

Die Behinderung der Atmung durch Schleim spielt sowohl beim Asthma als auch bei der chronischen Bronchitis eine große Rolle. In der Regel wirkt eine regelmäßige antientzündliche Therapie mit inhalativen Steroiden bei Asthma ausreichend schleimlösend. Dieser Effekt kann noch verbessert werden durch Erhöhung der Trinkmenge. Nach unseren Erfahrungen führt das Trinken von ½ bis 1 l Mineralwasser (ohne Kohlensäure) zu einer deutlichen Besserung. Die Mobilisierung von Sekret kann durch physikalische Maßnahmen, z. B. eine Klopfmassage, weiter verbessert werden. Hilfreich sind Atemgeräte wie der Flutter VRP1® oder RC-Cornet®, deren Wirkung auf Schwingungen beruht, die während der Ausatmung im Gerät entstehen und auf die Atemwege übertragen werden. Dadurch kann der fest sitzende Schleim abgeschert und ausgehustet werden. Mehr noch als beim Asthma kommt diese Maßnahme bei der chronischen Bronchitis zur Anwendung.

Bei verstärkter Bildung von zähflüssigem Bronchialschleim kann die Therapie kurzfristig durch schleimlösende Medikamente wie Acetylcystein oder Ambroxol ergänzt werden. Auch naturheilkundliche Schleimlöser wie Soledum, Bronchicum oder Gelomyrtol werden eingesetzt. Bei Cineol-haltigen Medikamenten können Nebenwirkungen insbesondere bei magenempfindlichen Patienten auftreten.

● Tab. 7: Die beiden Gruppen der Schleimlöser

ACC-Präparate	Ambroxol-Präparate
Pulmicret®	Mucosolvan®
NAC®	Lindoxyl®
ACC®	Mucobroxol®
Bromuc®	
Fluimucil®	
Mucret®	

Sollte man bei Asthma auch Husten stillende Medikamente einsetzen?

Der Hustenreflex ist ein wichtiger Abwehrreflex der Lunge, weil er uns erlaubt, Fremdkörper oder Staubpartikel, aus den Atemwegen in den Mund-Rachen-Raum zu befördern.

Daher ist ein Husten stillendes Medikament (Hustenblocker) generell nicht empfehlenswert. Zusätzlich führen Husten stillende Medikamente, insbesondere auch Codein, häufig zu einer weiteren Verfestigung des bei Asthma ohnehin schon zähen Bronchialsekrets.

Wann müssen Asthmatiker Antibiotika einnehmen?

Antibiotika sind Medikamente zur Behandlung von bakteriellen Infektionen. Bei Virusinfekten sind sie wirkungslos. Bakterielle Infekte der Bronchien erkennt man oft an der Verfärbung des Bronchialschleims. Gelblicher Schleim kann allerdings auch bei schweren allergischen, nichtbakteriellen Entzündungen entstehen durch den Zerfall der Entzündungszellen. Ihr Arzt muss deshalb darüber entscheiden, ob die Einnahme eines Antibiotikums sinnvoll ist.

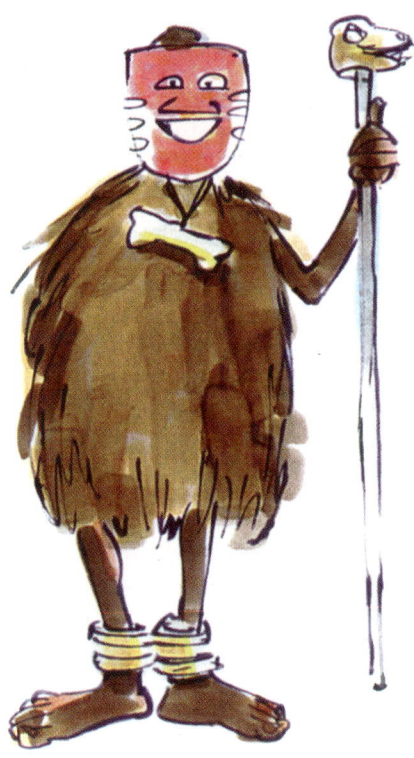
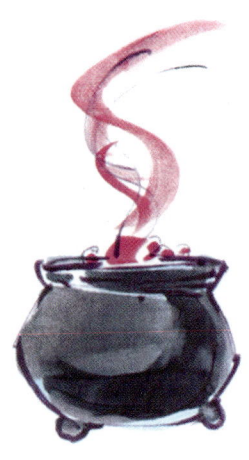

Die Asthma-Stufentherapie

Beim Stufenschema der Asthmatherapie handelt es sich um den schritt- bzw. stufenweisen Einsatz der Asthmamedikamente, jeweils in Abhängigkeit vom Schweregrad der Asthmaerkrankung. Diese Therapieform ist sinnvoll, da die Ausprägung der Asthmabeschwerden sowie der Atemwegsverengung sehr unterschiedlich ist und sich bei einem Patienten im Lauf der Zeit verändern kann.

Sobald die Diagnose Asthma gestellt ist, sollte eine Klassifikation in Abhängigkeit des Schweregrades erfolgen. Im Stufenschema werden 4 Krankheitsgrade unterteilt (von gelegentlichem Asthma bis hin zu schwergradigem). Jeder Stufe sind wiederum bestimmte Medikamente und Dosierungen zugeordnet. Es werden also immer solche gewählt, die dem aktuellen Schweregrad des Krankheitsbildes entsprechen. Wenn sich die Beschwerden mit der gewählten Medikation nicht bessern, müssen die Präparate der nächsthöheren Stufe eingesetzt werden. Wird dagegen für längere Zeit eine Beschwerdefreiheit erreicht, kann die Medikation allmählich reduziert werden. Angestrebt wird die Minimalmenge an Medikamenten, die zu einer völligen Beschwerdefreiheit führt.

Es gibt 2 Stufenschemata: eines für Säuglinge und Kinder bis 5 Jahre und eines für Kinder über 5 Jahre sowie Erwachsene.

Das Asthma-Stufenschema ist internationaler Standard

Die Einteilung des Krankheitsbildes Asthma in 4 Stufen entspricht den Empfehlungen der Deutschen Atemwegsliga und der Amerikanischen Gesellschaft für Thoraxmedizin (American Thoracic Society). Die Klassifizierung erfolgte in Übereinstimmung mit international anerkannten Lungenexperten und wurde u. a. in den USA vom dortigen Gesundheitsinstitut (NIH) veröffentlicht. Auch in Zukunft werden immer wieder Asthmafachleute zusammentreffen, um die Richtlinien zur Asthmaeinteilung und -therapie zu überarbeiten und zu aktualisieren.

Stufenweise Unterscheidung nach Schweregraden

Die folgende Kurzübersicht zeigt Ihnen die Einteilung in die 4 Schweregrade der Erkrankung. Eine ausführliche Übersicht finden Sie im Anschluss.

Klassifizierung der Schweregrade bei Asthma (Kurzform)

Stufe	Symptome am Tag	Symptome nächtlich	Peak Flow (Soll in %)
1 = vorübergehend, passager	≤ 2-mal wöchentl.	≤ 2-mal monatl.	≥ 80 %
2 = leichtgradig	< 1-mal täglich	> 2-mal monatl.	≥ 80 %
3 = mittelgradig, anhaltend	täglich	> 1-mal wöchentl.	60 % – 80 %
4 = schwergradig,	ständig	häufig	≤ 60 %

(modifiziert nach Empfehlungen zur Asthmatherapie der Deutschen Gesellschaft für Pneumologie 1998)

Die Einteilung der Asthmaschweregrade richtet sich nach Ausmaß und Häufigkeit der Asthmabeschwerden sowie nach der Lungenfunktion. Dabei bezieht man sich auf die gemessenen Peak-Flow-Werte sowie FEV1-Werte (s. S. 48, Die Lungenfunktion). Wie einfach diese zu messen sind, lesen Sie auf den Seiten 54 und 98.

Asthma-Stufeneinteilung nach Schweregraden (modifiziert nach Empfehlungen der Deutschen Atemwegsliga sowie der American Thoracic Society ATS)

Stufe 1: vorübergehend auftretendes (intermittierendes) Asthma

Symptome: Asthmabeschwerden < 2 x pro Woche
Asthmabeschwerden nur kurzzeitig
Nächtliche Asthmabeschwerden weniger als 2 x pro Monat
Zwischenzeitlich beschwerdefrei, Peak-Flow normal
Lungenfunktion: Peak-Flow oder FEV 1 minimal 80 % Soll,
Peak-Flow-Schwankungen maximal 20 %
Peak-Flow = 80 %–100 % des Soll-Wertes.

Stufe 2: leichtes anhaltendes (persistierendes) Asthma

Symptome: Asthmabeschwerden > 2 x pro Woche
jedoch < 1 x pro Tag
Nächtliche Asthmabeschwerden > 2 x pro Monat, < 1 x pro Woche
Lungenfunktion: Peak-Flow oder FEV 1 minimal 80 % Soll,
Peak-Flow-Schwankungen maximal 20 – 30 %.

Stufe 3: mittelgradiges anhaltendes (persistierendes) Asthma

Symptome: Asthmabeschwerden täglich, benötigt kurz wirksame bronchialerweiternde Medikamente (Beta-2-Mimetika, s. u.) täglich
Verminderte körperliche Leistungsfähigkeit bei Asthmaverschlechterung (sog. Exazerbation).
Asthmaverschlechterungen häufiger als 2 x pro Woche
(können über mehrere Tage fortbestehen).
Nächtliches Asthma > 1 x pro Woche
Lungenfunktion: Peak-Flow oder FEV 1 = 60 %–80 % Soll
Peak-Flow-Schwankungen > 30 %.

Stufe 4: schwergradiges anhaltendes (persistierendes) Asthma

Symptome: Verminderte körperliche Belastbarkeit, andauerndes Asthma
Häufige Asthmaverschlechterungen (Exazerbationen)
Nächtliches Asthma gehäuft.
Lungenfunktion: Peak-Flow oder FEV 1 nicht besser als 60 % Soll,
Peak-Flow-Schwankungen > 30 %

Anmerkung: Erfüllt ein Patient nur ein einziges der genannten Kriterien, ist er dem dazugehörigen Schweregrad zuzuteilen. Der Asthma-Verlauf kann sehr schwankend sein, sodass man zweitweise der einen, zeitweise der anderen Gruppe zugeteilt werden kann.

Welche Medikamente in welchen Stufen?

Grundsätzlich unterscheidet man eine Dauermedikation als Basistherapie und eine Bedarfsmedikation zur sofortigen kurzfristigen Bronchialerweiterung. Mit der Basistherapie werden die entzündlichen Vorgänge bei Asthma und die langfristige Bronchialerweiterung kontrolliert: Hier kommen die so genannten Controller (s. S. 71) zum Einsatz. Die nur bedarfsweise verwendeten bronchialerweiternden Medikamente werden als Erleichterer (Reliever, s. S. 65) bezeichnet, weil sie zu einer sofortigen Besserung und damit zur Erleichterung der Atmung führen.

● Tab. 8: Reliever und Controller im Stufenschema

Bedarfsmedikation mit Relievern	Dauermedikation mit Controllern
Kurz wirksame Beta-2-Mimetika und/oder Formoterol (schnell und lang wirksam) und/oder Anticholinergika bedarfsabhängige Dosis	*inhalative Steroide* (Stufe 2–4), Dosis nach Schweregrad *orale Steroide* (Stufe 4), zusätzlich zu inhalativen Steroiden *lang wirksame Beta-2-Mimetika* (Stufen 3 und 4) und/oder *Theophylline* (Stufen 3 und 4) *DNCG* (nur Stufe 2), gegebenenfalls bei Kindern *Nedocromil* (nur Stufe 2) *Antileukotriene* (Stufen 2 und 3), zusätzlich zu inhalativen Steroiden

Die Abbildung auf der nächsten Seite skizziert in Kurzform den Einsatz der Medikamente in den einzelnen Stufen.

Stufenplan für die Asthma-Langzeittherapie bei Erwachsenen (Kurzform)

Stufe	Bedarfsmedikation	Dauermedikation
1		keine
2		inhalative Corticoide in niedrigen Dosen eventuell Antileukotriene
3	kurz wirksame Beta-2-Mimetika oder alternativ Formeterol oder alternativ Anticholinergika	eventuell DNCG, Nedocromil versuchsweise, insbesondere bei Anstrengungsasthma
		inhalative Corticoide in mittleren Dosen plus lang wirksame Beta-2-Mimetika (zum Inhalieren) und/oder Theophyllintabletten eventuell zusätzlich Antileukotriene
4		wie Stufe 3, jedoch inhalative Corticoide in hohen Dosen plus eventuell Cortisontabletten

Asthma-Stufentherapie für Erwachsene und Kinder > 5 Jahre

(modifiziert nach Empfehlungen der Deutschen Atemwegsliga
und der American Thoracic Society)

Stufe 1 (leichtes intermittierendes Asthma)

Tägliche medikamentöse Therapie nicht notwendig. Inhalative Bronchialerweiterer (kurz wirksame Beta-2-Sympathomimetika) bei Bedarf, also bei Auftreten von Asthmabeschwerden, ebenso vor körperlicher Belastung (Sport), sofern danach Beschwerden auftreten. Beispiel: bei Bedarf z. B. 2 Hübe Aerodur® als Pulverinhalation über Turbohaler® oder Sultanol®, als Treibgasinhalation über Dosieraerosol bzw. Salbulair® über Autohaler.

Stufe 2 (leichtes persistierendes Asthma)

Antientzündliche Therapie mit inhalativen Corticosteroiden in niedrigen Dosen langfristig (vollständige Wirkung erst nach 4–6 Wochen regelmäßiger Einnahme!) Bei Kindern eventuell alternativ DNCG oder Nedocromil (Tilade®) inhalativ 4-mal 2 Hübe täglich. Wenn erfolglos, Einsatz inhalativer Corticosteroide auch bei Kindern. Eventuell ergänzende oder alternative Therapie mit Theophyllin (z. B. Pulmidur®, Euphylong® oder Solosin®) als Tabletten in niedrigen Dosen (Serum-Theophyllinspiegel 5–15 µg/ml). Gegebenenfalls Therapie mit Leukotrien-Rezeptor-Antagonisten Montelukast (Singulair®) bei Personen über 6 Jahre (bisher keine Langzeiterfahrungen bezüglich Wirksamkeit!). Wenn erfolglos, Inhalation von kurzzeitwirksamen bronchialerweiternden Medikamenten (Beta-2-Sympathomimetika), jeweils 1–2 Hübe bedarfsweise. Bei erhöhtem Bedarf (mehr als 3-mal 2 Hübe täglich) die antientzündliche Therapie erhöhen.

Stufe 3 (mittelgradiges persistierendes Asthma)

Antientzündliche inhalative Therapie mit Corticosteroiden in niedrigen bis mittleren Dosen oder inhalative Corticosteroide in niedrigen bis mittleren Dosen plus lang wirksame bronchialerweiternde Medikamente, insbesondere bei nächtlichen Beschwerden (lang wirksame Beta-2-Rezeptor-Stimulatoren inhalativ oder retardierte Theophylline als Tabletten). Bei erhöhtem Bedarf (mehr als 5-mal 2 Hübe täglich) Dosis der inhalativen Steroide, ggf. auch der lang wirksamen Beta-2-Mimetika steigern. Gegebenenfalls zusätzlich Leukotrienautogonist Singulair® (6–14 Jahre: 5 mg, 15 Jahre: 10 mg täglich).

Stufe 4 (schwergradiges persistierendes Asthma)

Antientzündliche Therapie mit inhalativen Corticosteroiden in hohen Dosen plus lang wirksame Beta-2-Sympathomimetika plus retardiertes Theophyllin plus eventuell Cortisontabletten sowie bedarfsweise zusätzlich kurz wirksame bzw. Erhöhung der lang wirksamen Beta-2-Mimetika.

Asthma-Stufentherapie für Säuglinge und Kinder < 5 Jahre

(modifiziert nach Empfehlungen der Deutschen Atemwegsliga und der American Thoracic Society)

Stufe 1 (leichtes intermittierendes Asthma)

Tägliche antientzündliche Medikation nicht notwendig. Kurz wirksame bronchialerweiternde Medikamente (Beta-2-Sympathomimetika) bedarfsweise bei Auftreten von Beschwerden, normalerweise weniger als 2 x/Woche, eventuell häufiger, insbesondere bei kurzzeitiger Verstärkung der Beschwerden. Medikamenteneinnahme entweder über Vernebler oder mittels Gesichtsmaske über Volumenhilfe (Spacer). Alternativ Beta-2-Rezeptoren-Stimulatoren als Saft oder Sirup. Bei gleichzeitiger Virusinfektion der Atemwege: Beta-2-Sympathomimetika alle 4–6 Stunden bis zu 24 Stunden. Danach Rücksprache mit behandelndem Arzt wegen Therapieerweiterung. Therapie nicht häufiger als 1-mal alle 6 Wochen durchführen.

Stufe 2 (leichtes persistierendes Asthma)

Tägliche, regelmäßige antientzündliche Therapie. Bei sehr kleinen Kindern und Säuglingen zunächst Therapieversuch mit DNCG, vorzugsweise über Düsenvernebler mit Kompressor (inhalativ). Alternativ inhalative Corticosteroide in niedrigen Dosen über Gesichtsmaske mit Volumenhilfe (Spacer) oder Düsenvernebler als Suspension (Pulmicort®). Kurz wirksame Beta-2-Sympathomimetika bedarfsweise über Vernebler (s. Stufe 1).

Stufe 3 (mittelgradiges persistierendes Asthma)

Tägliche antientzündliche Therapie über Gesichtsmaske mit Volumenhilfe mit inhalativen Steroiden in mittleren Dosen oder (nach Stabilisierung des Asthmas) mit inhalativen Steroiden in mittleren Dosen plus Nedocromil oder mit inhalativen Steroiden in mittleren Dosen plus lang wirksamen Bronchialerweiterern (Theophyllinen). Kurz wirksame Beta-2-Sympathomimetika bedarfsweise maximal 3-mal täglich (s. Stufe 1). Kombination von inhalativen Steroiden mit lang wirksamen Beta-2-Rezeptor-Stimulatoren bei Kindern über 4 Jahre.

Stufe 4 (schwergradiges persistierendes Asthma)

Tägliche antientzündliche Therapie über Gesichtsmaske mit Vernebler oder Volumenhilfe: Inhalative Corticosteroide in hohen Dosen, sofern nicht ausreichend zusätzlich – zumindest vorübergehend – systemische Corticosteroide z. B. als Saft oder Sirup (2 mg/kg/Tag) mit nachfolgender Reduktion auf eine möglichst geringe Dosis, vorzugsweise nur jeden 2.Tag. Zusätzlich Theophyllin bedarfsweise oder regelmäßig und kurz wirksame Beta-2-Rezeptor-Stimulatoren nach Bedarf, maximal 3-mal täglich. Kombinationstherapie von inhalativen Steroiden mit lang wirksamen Beta-2-Mimetika bei Kindern über 4 Jahre.

Ampelschema – den Peak Flow selbst messen

In der Übersicht »Asthma-Stufeneinteilung nach Schweregraden« sehen Sie, dass zur Beurteilung auch immer der Peak Flow herangezogen wird. Die Messung des Spitzenflusses beim Ausatmen liegt nicht nur in der Hand des Arztes. Gerade in Phasen mit instabilem Asthma sollten Sie als Patient mehrmals am Tag Ihren Peak Flow selbst messen, in einem Tagebuch dokumentieren und anschließend Ihre Medikamente anpassen.

Der Spitzenfluss oder Peak Flow beruht auf folgender Erkenntnis: Je enger die Bronchien sind (also je schlechter Asthma auf die Behandlung anspricht), desto niedriger ist die maximal erreichbare Ausatmungsgeschwindigkeit. Der Sollwert bzw. Normalwert des Peak Flow ist abhängig von Größe, Gewicht, Alter und Geschlecht. Er sinkt mit dem Alter. Ihr Arzt wird Ihnen Ihren eigenen idealen Peak Flow nennen. Wichtig ist dabei nicht allein der absolute Wert, sondern letztlich der von Ihnen erreichte Wert im Zustand völliger Beschwerdefreiheit. Dieser Wert wird als »Optimum oder best Peak Flow« bezeichnet und dient Ihnen persönlich als anzustrebender Idealwert.

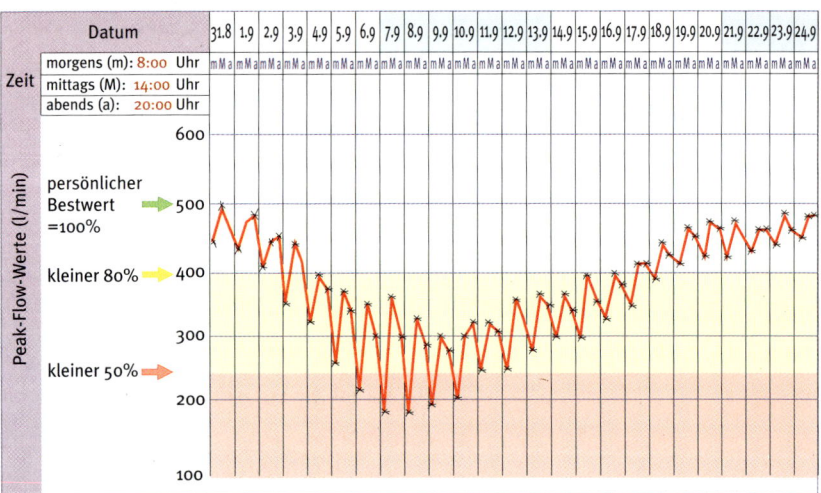

Abb. 14: Peak-Flow-Protokoll.

Führen Sie Ihr persönliches Peak-Flow-Tagebuch

Ihr Asthma sollte grundsätzlich so gut eingestellt sein, dass Sie immer Ihren bestmöglichen Peak Flow erreichen. Ihre Peak-Flow-Werte tragen Sie regelmäßig in ein Tagebuch ein, das Sie von Ihrem Hausarzt oder vom Lungenfacharzt erhalten.

Auf diese Weise können Sie Tages-, Wochen- und Monatsprofile erstellen. Es lässt sich dann ablesen, zu welchen Zeiten Ihr Asthma noch nicht optimal eingestellt ist. In Rücksprache mit dem Arzt lässt sich die Therapie entsprechend ändern. Versuchen Sie, Ihre Peak-Flow-Werte immer zu den gleichen Tageszeiten – am besten frühmorgens und abends vor Einnahme der Medikamente – zu ermitteln, weil die Bronchien zu verschiedenen Tageszeiten unterschiedlich eng sind. Ursache ist der Biorhythmus des Menschen. Darunter versteht man die rhythmische tageszeitliche Veränderung verschiedener Körperfunktionen, z.B. durch unterschiedliche Hormonspiegel im Blut. So sinken z.B. die Blutspiegel der körpereigenen Hormone Adrenalin und Cortison in der Nacht. Dies erklärt, warum Asthmabeschwerden oft während der Nacht bzw. in den frühen Morgenstunden auftreten.

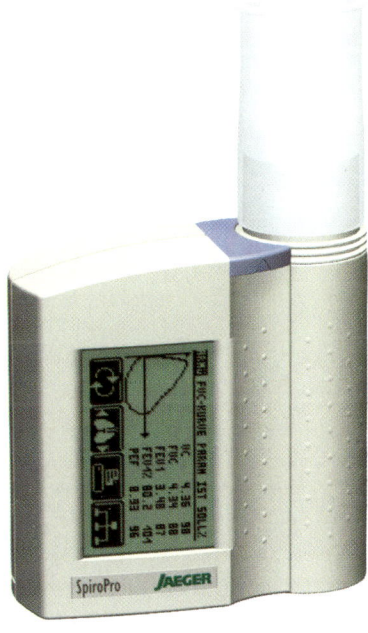

Abb. 15: Das im Herbst 2000 von der Fa. Jaeger eingeführte SpiroPro® ist kürzer als ein Peak-Flow-Meter, erlaubt jedoch Messungen der Lungenfunktion, wie sie früher nur mit großen Geräten möglich war. Es ermöglicht nicht nur die Bestimmung vieler Lungenfunktionswerte, sondern auch die grafische und rechnerische Darstellung der Fluss-Volumen-Kurve. Es können bis zu 600 Messungen im Gerät gespeichert werden. So lässt sich die Lungenfunktion vor und nach Gabe von bronchialerweiternden Medikamenten (Bronchospasmolyse-Test) ermitteln.

Praxistipp

So messen Sie Ihren Peak Flow

- Stellen oder setzen Sie sich hin.
- Schieben Sie zunächst den Anzeigeschieber des Geräts auf den Null-punkt.
- Nun holen Sie tief Luft, umschließen das Mundstück des Peak-Flow-Meters fest mit Ihren Lippen und atmen kurz mit maximaler Kraft durch das Gerät aus.
- Lesen Sie nun auf der Skala Ihren Peak Flow ab. Wiederholen Sie diesen Vorgang, damit Sie auch wirklich Ihren bestmöglichen Peak Flow ermittelt haben. Besprechen Sie mit Ihrem Arzt, wie oft Sie messen sollen.
- Die Peak-Flow-Kontrollen sollten an verschiedenen Tagen mehrfach zur gleichen Tageszeit (z. B. morgens zwischen 6 und 8 Uhr sowie abends zwischen 18 und 20 Uhr) durchgeführt werden. Besonders bei noch instabilem Krankheitsverlauf empfiehlt sich eine regelmäßige 4-mal tägliche Messung, etwa um 8 Uhr, 12 Uhr, 18 Uhr und 22 Uhr.

Was versteht man unter dem Ampelschema?

Das Ampelschema vereinfacht die Beurteilung der Peak-Flow-Werte. Es ist eine zuverlässige Methode, die Einstellung des Asthmas zu überwachen, um gegebenenfalls die medikamentöse Asthmatherapie den aktuellen Bedürfnissen anzupassen.

Ähnlich wie bei einer Verkehrsampel wird Ihren Peak-Flow-Werten – abhängig davon, ob sie weitgehend normal, leicht oder deutlich vermindert sind – eine grüne, gelbe oder rote Farbe zugeordnet.

Sind die Werte normal bzw. innerhalb 80–100 % Ihres besten Peak Flow, also Ihres persönlichen Bestwertes, befinden Sie sich im **grünen Bereich**. Ihre Bronchien sind nicht wesentlich verengt und die bestehende Therapie braucht daher nicht geändert zu werden.

Sollten Sie nur 50–80 % Ihres besten Peak Flow erreichen, sind Sie im **gelben Bereich**. Die Bronchien sind verengt und entzündet, weil Sie offenbar nicht genügend Medikamente eingenommen und/oder allgemeine Maßnahmen zur Kontrolle Ihrer Erkrankung nicht ausreichend beachtet haben. In diesem Fall müssen Sie Ihre Medikamentendosis erhöhen, was

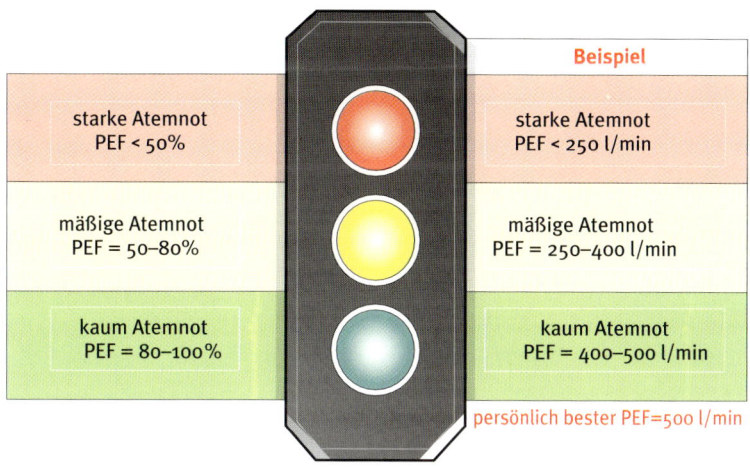

Abb. 16: Das Ampelschema zur Selbstkontrolle des Asthmas.

Sie jedoch vorher mit dem Arzt absprechen sollten. Gewöhnlich wird die Dosis sowohl der bronchialerweiternden als auch der antientzündlich wirksamen Medikamente gesteigert.

Liegen Ihre Peak-Flow-Werte unterhalb der 50%-Marke und somit im **roten Bereich**, können Sie davon ausgehen, dass die bronchiale Entzündung sowie die Verengung Ihrer Atemwege stark ausgeprägt ist. In diesem Fall sollten Sie nicht nur Ihre Medikation sofort erhöhen, sondern auch umgehend einen Arzt aufsuchen. Der rote Bereich zeigt klar, dass Sie völlig unzureichend eingestellt sind.

Ein Beispiel: Liegt Ihr Peak-Flow-Wert trotz Einnahme von 2-mal 1 Hub eines inhalierbaren Cortisons im Gelbbereich, muss diese Dosis sowie gegebenenfalls auch die des lang wirksamen bronchialerweiternden Medikaments erhöht werden. In der Regel ist es ratsam, vor der Erhöhung der Cortisondosis lang wirksame Beta-2-Rezeptor-Stimulatoren oder Theophylline (s. S. 68) einzunehmen, sofern diese bis dahin noch nicht eingesetzt wurden. Schon im Vorfeld sollten Sie mit Ihrem Arzt besprechen, wie im Fall einer Verschlechterung die medikamentöse Asthmatherapie anzupassen ist. In welcher Reihenfolge und wie die einzelnen Asthmamedikamente höher dosiert werden können, lässt sich auch aus dem Stufenplan zur Asthmatherapie ablesen (s. S. 93–95).

Gewöhnlich entsprechen die wahrnehmbaren Beschwerden in etwa Ihren Peak-Flow-Werten, d. h. im Grünbereich sind Sie beschwerdefrei, im Gelbbereich besteht mäßige und im Rotbereich deutliche Atemnot. Die körperliche Belastbarkeit ist hier spürbar vermindert.

Kontrollieren Sie im weiteren Verlauf stets, ob die von Ihnen ergriffenen Maßnahmen zu einer Besserung Ihres Peak Flow geführt haben. Besprechen Sie die Änderung der Peak-Flow-Werte und Ihrer Medikamentendosis in der nächsten Sprechstunde mit Ihrem Arzt.

Liegen Ihre Peak-Flow-Werte im Rotbereich des Ampelschemas, ist eine sofortige Therapie einzuleiten. Diese entspricht der eines Asthmaanfalls (s. S. 31 ff.). Es sind 2–4 Hübe eines sofort wirksamen Bronchialerweiterers sowie Cortison und – sofern verträglich – Theophylline einzunehmen. Sie sollten in diesem Fall sofort Ihren Arzt aufsuchen.

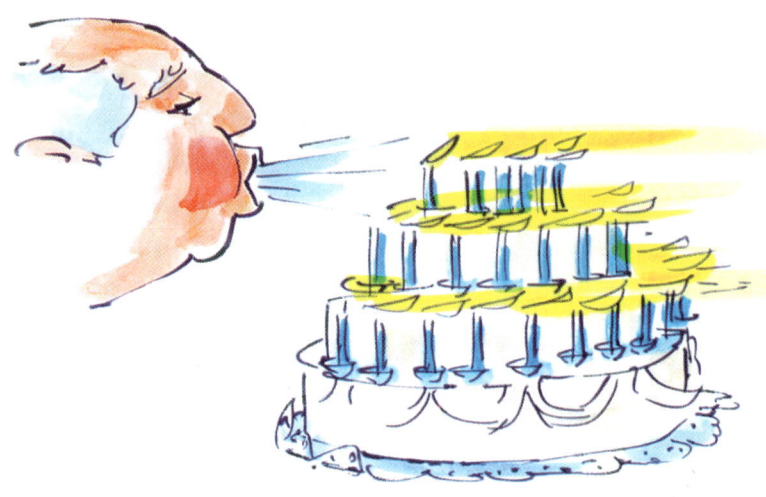

Die verschiedenen Inhalationssysteme

Asthmamedikamente werden bevorzugt mittels Inhalation verabreicht. Diese Form der Anwendung hat gegenüber der systemischen Therapie mit Tabletten oder Spritzen zwei entscheidende Vorteile:

- Durch die Inhalation gelangen die Medikamente direkt an den Ort des Krankheitsgeschehens, also in die Atemwege.
- Da bei dieser Anwendungsform deutlich weniger an Wirkstoff notwendig ist als bei der systemischen Therapie, kann das Risiko von Nebenwirkungen stark verringert werden.

Aus diesen Gründen ist bei Asthma die inhalative Therapie der systemischen grundsätzlich vorzuziehen.

Die zur Inhalation geeigneten Medikamente werden als Dosieraerosole (DA) verabreicht (lat. Aero = Luft). Sie liegen in Pulver- oder Treibgasform vor. Die zur Inhalation verwendeten Geräte heißen Applikatoren (lat. applicare = anwenden) oder Inhalatoren. Man unterscheidet 4 Typen von Inhalationsgeräten:

- Trockenpulver-Dosieraerosole
- Treibgas-Dosieraerosole
- Düsen- und Ultraschallvernebler
- Respirationsgeräte mit druckgesteuerter Atemhilfe

Zu den nicht atemgesteuerten Treibgas-Dosieraerosolen gibt es zusätzlich so genannte Inhalationshilfen. Auch der englische Ausdruck Spacer ist bei uns geläufig; es gibt sie mit oder ohne Ventil. Sie dienen der Verlangsamung des Einatemflusses; damit kommt es zu einer besseren Verteilung des Wirkstoffes in der Lunge.

Welches Gerät bei welchem Patienten zum Einsatz kommt, richtet sich überwiegend nach dem Alter des Patienten sowie dem Schweregrad der Erkrankung. Auch sollte berücksichtigt werden, mit welchem Gerät der Patient am besten zurechtkommt, weil dadurch eher gewährleistet ist, dass er das Medikament auch regelmäßig einnimmt.

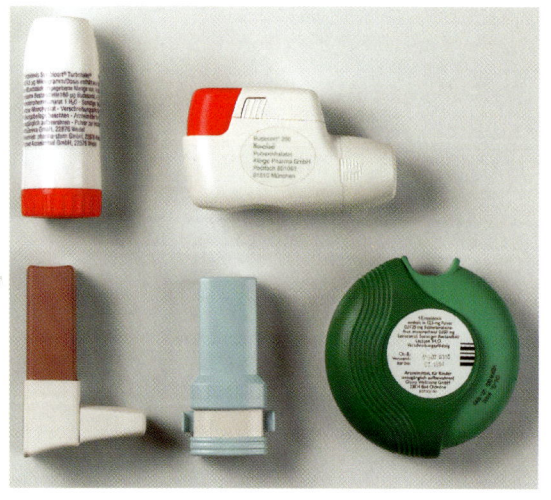
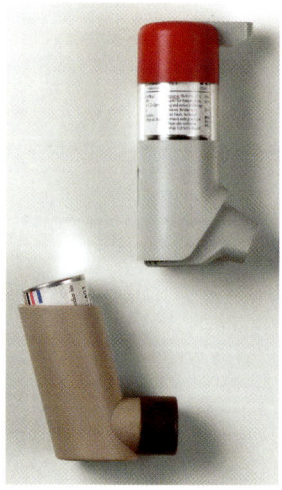

a   b

Abb. 17: Gebräuchliche Inhalatoren. a. Pulverinhalatoren von links nach rechts: Turbohaler, Novolizer (oben); Easyhaler, Aerolizer, Diskus (unten); b. Treibgasdosieraerosole: Autohaler (oben); übliches Treibgasdosieraerosol (unten).

Am häufigsten werden Treibgas-Dosieraerosole und solche mit Trockenpulver eingesetzt, wobei nach unserer Erfahrung insbesondere bei Verwendung von Applikatoren wie dem Turbohaler die Inhalation von Trockenpulvern ideal erscheint. Bei Kleinkindern und sehr alten Menschen kann wegen des geringen Einatemsogs die Aufnahme des Wirkstoffes bei Verwendung von Trockenpulver-Dosieraerosolen vermindert sein. In diesem Fall empfehlen wir Düsen- oder Ultraschallvernebler, die eine verbesserte Verteilung des Medikaments in der Lunge ermöglichen. Dies kann bei schweren Asthmaformen sowie bei höhergradiger chronisch-obstruktiver Bronchitis sehr hilfreich sein, zumal gleichzeitig die Atemwege befeuchtet und der Schleim gelöst werden können. Bei der höhergradigen chronisch obstruktiven Bronchitis und schwerem kindlichem Asthma ist manchmal die druckgesteuerte Inhalation über ein Respirationsgerät notwendig. Diese Maßnahme verhindert durch Verwendung von positivem Druck in der Ausatemphase das Zusammenfallen (Kollabieren) der kleinen Atemwege, verbessert die Aufnahme von Sauerstoff und vermindert die Atemarbeit.

Handhabung eines Treibgas-Dosieraerosols

1. Kappe abnehmen
2. Dosieraerosol gut schütteln
   (entfällt bei HFA-Präparaten, sofern Medikament darin gelöst ist)
3. Ventil senkrecht nach unten halten
4. Tief ein- und danach langsam und entspannt ausatmen
5. Mundstück mit Mund fest umschließen
6. Jetzt gleichzeitig das Dosierspray drücken und tief einatmen
   (ca. 8 Sekunden)
7. Danach die Luft kurzzeitig (ca. 10 Sekunden) anhalten
   und dann ruhig ausatmen
8. Mundstück evt. reinigen

Welche Nachteile haben Treibgas-Dosieraerosole?

Durch eine relativ schwierige Inhalationstechnik (Koordination von tiefer Einatmung und Drücken des Dosiersprays) gelangt oft nur ein kleiner Teil des Wirkstoffes in die Lunge. Außerdem wird der Wirkstoff durch das FCKW-Treibgas mit sehr hoher Geschwindigkeit an die Rachenhinterwand gesprüht, sodass nur relativ wenig Substanz an den Wirkort bzw. in das Bronchialsystem gelangt. Dieser Nachteil ist bei den HFA-Treibgas-Präparaten aufgehoben, sofern das Medikament darin gelöst ist wie z.B. beim Ventolair®. Aufgrund der geringeren Teilchengröße entsteht ein feinerer Wirkstoffnebel, welcher bei atemgesteuerter Inhalation (z.B. über Autohaler®) zu einer guten und gleichmäßigen Verteilung der Wirksubstanz in den Atemwegen führt.

Wann benutzt man Inhalierhilfen?

Inhalierhilfen dienen beim Inhalieren mit FCKW-Dosieraerosolen zur Vermeidung von Anwendungsfehlern aufgrund mangelnder Koordination von Sprühstoß und Inhalation und damit zur besseren Verteilung des Wirkstoffes in der Lunge. Durch eine Verringerung der Austrittsgeschwindigkeit des Wirkstoffes aus dem Dosieraerosol kommt es zur Verminderung des Wirkstoffniederschlages in Mund- und Rachenraum und somit auch zu Verringerung von Nebenwirkungen. Außerdem wird der durch das Treibgas ausgelöste Kältereiz der Atemwege vermieden.

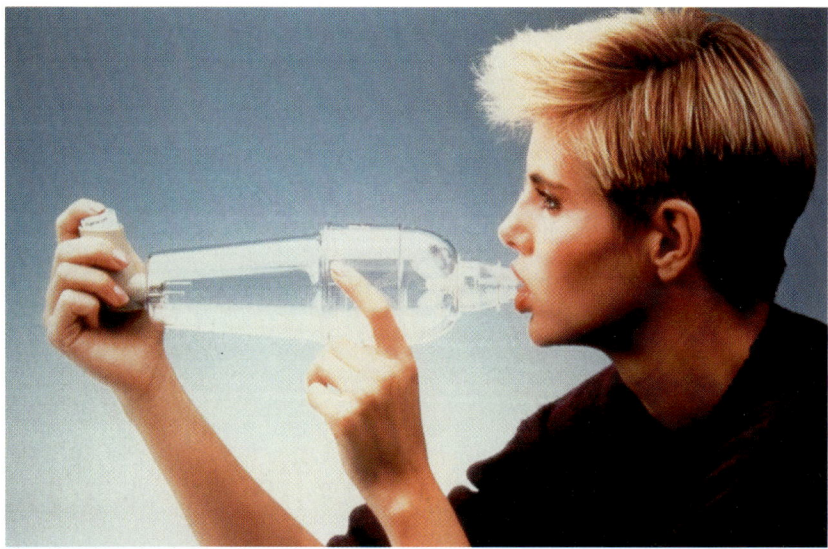

Abb. 18: Verwendung eines Treibgas-Dosieraerosols (Pulmicort®) mit Inhalierhilfe Nebulator.

Auswahl des Inhalationssystems bei Kindern

Alter	Inhalationssystem
< 2 Jahre	Düsenvernebler mit Kompressor evtl. Dosieraerosol (DA) mit Spacer und Maske
2–4 Jahre	DA mit Spacer und/oder Düsenvernebler mit Kompressor
> 4 Jahre	DA mit Spacer oder Pulverinhalatoren oder Düsenvernebler mit Kompressor (z. B. bei akuten Verschlechterungen)

Besonders wichtig ist der Einsatz von Inhalierhilfen bei der Inhalation von Cortisonpräparaten, um die lokalen Nebenwirkungen so gering wie möglich zu halten. Allerdings muss auch bei Verwendung von Inhalatoren darauf geachtet werden, dass zwischen Sprühstoß aus dem Dosieraerosol in die Inhalierhilfe und Einatmung nicht zu viel Zeit verstreicht, weil sich dann die im Treibgas suspendierte Substanz an den Wänden der

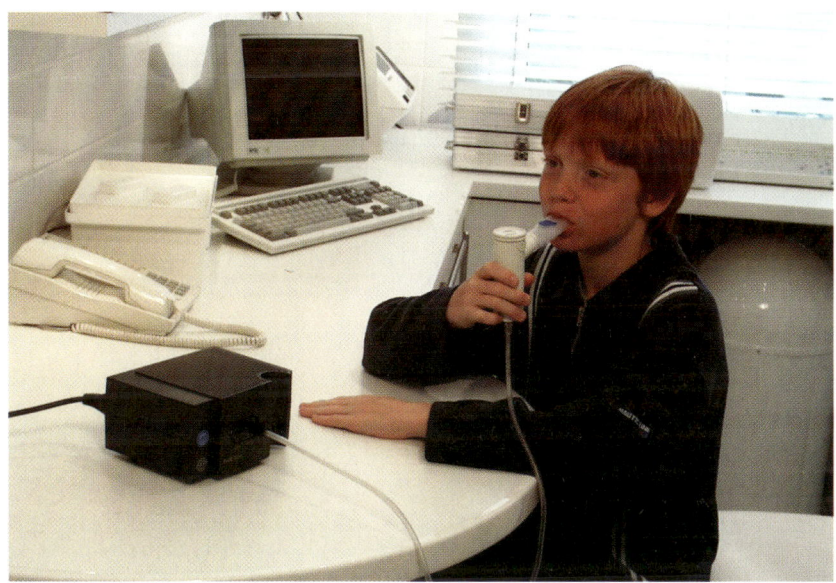

Abb. 19: Pariboy®: elektrisches Inhalationsgerät zum Vernebeln von Wirkstoffen.

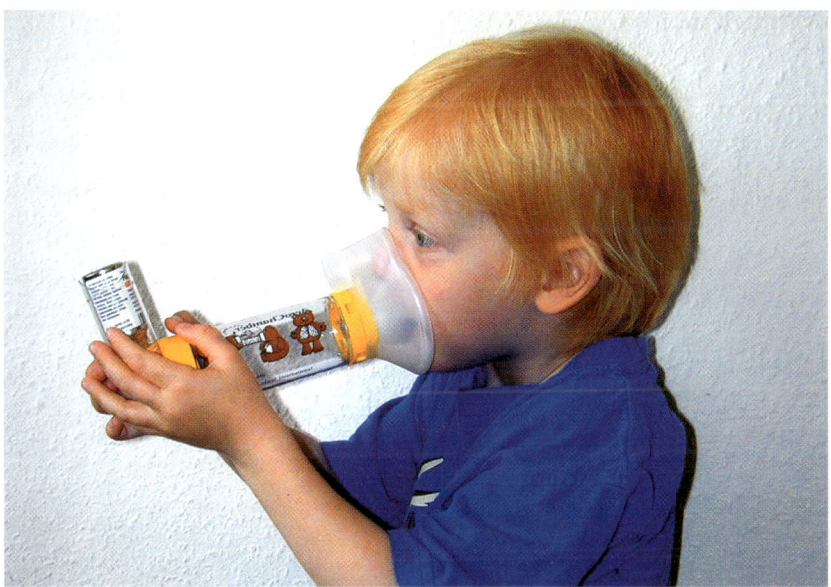

Abb. 20: Kleinkind mit Inhalierhilfe Aerochamber, die mit allen gebräuchlichen Treib-gas-Dosieraerosolen verwendet werden kann. Eine weiche Silikon-Gesichtsmaske verhindert das Entweichen des Medikamentes.

Inhalierhilfe niederschlägt und für die Einatmung verloren geht. Die für den Niederschlag verantwortlichen Kräfte (elektrostatische Kräfte) werden auch durch Reinigung der Inhalierhilfe verstärkt. Die Folge ist, dass weniger Medikament eingeatmet wird.

Vorteile der atemgesteuerten Inhalation von Pulverpräparaten

Die aktive Einatmung führt zu einer besseren Verteilung des Medikamentes in der Lunge, insbesondere wenn – wie z.B. im Falle des Turbohaler® – ein leichter gerätebedingter Widerstand bei Einatmung zu einer reflexartigen Erweiterung der Stimmritze führt. Ein weiterer Vorteil von Pulverpräparaten ist die fehlende Reizung durch kalte Treibgase, die bei Verwendung von Treibgas-DA eine kurzzeitige Bronchialverengung auslösen können.

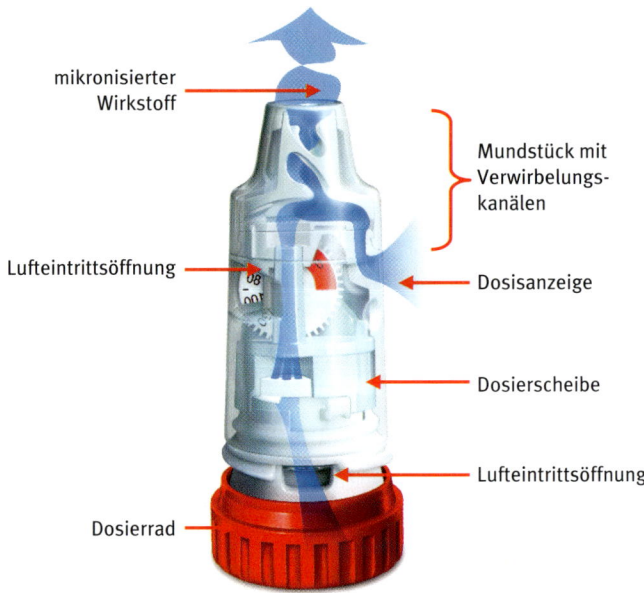

mikronisierter Wirkstoff

Mundstück mit Verwirbelungs- kanälen

Lufteintrittsöffnung

Dosisanzeige

Dosierscheibe

Lufteintrittsöffnung

Dosierrad

Abb. 21: Technischer Aufbau des Pulverinhalators Turbohaler®.

So wenden Sie den Pulverinhalator richtig an

Die korrekte Anwendung am Beispiel des Turbohalers ist der Abbildung auf Seite 107 zu entnehmen. Besonders zu beachten ist, dass der Turbo-

1. Kappe abschrauben

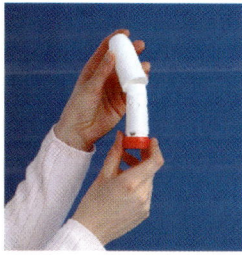

2. Das Gerät aufrecht halten und das Dosierrad vollständig hin- und zurückdrehen.

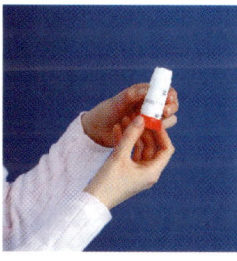

3. Ohne Gerät tief ausatmen

4. Tief und kräftig durch den Turbohaler einatmen.

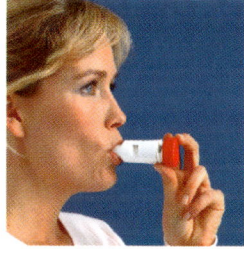

5. Kappe wieder aufschrauben

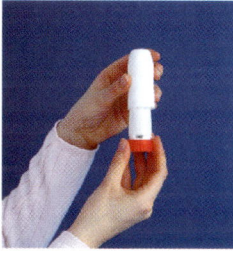

Abb. 22: Die Anwendung des Turbohalers®

haler nicht feucht werden sollte. Das Ausatmen in diesen Pulverinhalator ist daher zu vermeiden. Auch sollte der Turbohaler in ungeschlossenem Zustand nicht ins Wasser fallen. Das Pulver würde feucht und klumpig werden, sodass es nicht mehr eingeatmet werden kann. Im Gegensatz hierzu ist das Treibgas-Dosieraerosol unempfindlich gegenüber Feuchtigkeit.

Die Platzierung des Wirkstoffes in der Lunge erfolgt durch einen genügend starken Einatemfluss. Die zur Aufnahme des Medikamentes notwendige Einatemkraft ist z.B. beim Turbohaler so gering, dass auch Kinder ab dem 4. bis 5. Lebensjahr oder ältere Patienten aus dem Turbohaler ausreichend gut inhalieren können. Bei Schwerstkranken, Kleinkindern (< 5 Jahre) sowie sehr alten Menschen ist die Einatmungskraft zu schwach. Der Einatmungsfluss (sog. inspiratorischer Sog) sollte daher gegebenenfalls vom Lungenfacharzt überprüft werden. Bei einer Vergleichsuntersuchung zwischen Pulmicort Turbohaler® und Pulmicort® Dosieraerosol mit Inhalierhilfe konnte gezeigt werden, dass mit dem Turbohaler® die Pulmicortdosis aufgrund einer besseren Verteilung in den Bronchien halbiert werden kann. Die Verwendung des Pulverinhalators ist somit nicht nur subjektiv angenehm, sondern auch Kosten sparend.

● **Tab. 9: Vor- und Nachteile der wichtigsten Inhalationssysteme**

Inhalationssystem	Vorteile	Nachteile
Pulverinhalator	sichere Anwendung, leicht erlernbar, sehr gute Deposition, keine Treibgase, kein Kältereiz, sehr geringe Nebenwirkungen	nicht bei Kindern unter 3–4 Jahren möglich, da geringe Einatmungsgeschwindigkeit, z.T. feuchtigkeitsempfindlich
Treibgas-Dosieraerosol (DA)	für alle Substanzen verfügbar, feuchtigkeitsunabhängig	gute Mitarbeit erforderlich, Anwendung oft fehlerhaft, Deposition nicht optimal, z.T. FCKW-haltig
Treibgas-Dosieraerosol mit Inhalierhilfe (Spacer)	geringere Deposition im Rachen, bessere Verteilung in den Bronchien, weniger Nebenwirkungen als DA, auch für Kleinkinder geeignet	Wirkstoffverlust bei später Einatmung, unhandlich, Spacer oft nicht passend bei Verwendung von DA anderer Hersteller
Treibgas-Dosieraerosol, atemgesteuert	bessere Koordination, bessere Verteilung in den Bronchien, geringe Ablagerung im Rachen, weniger Nebenwirkungen als DA, feuchtigkeitsunabhängig	stärkerer Atemsog notwendig, z.T. FCKW-haltig
Düsenvernebler oder Kompressor	sehr gute Koordination, leicht erlernbar, sehr gute Deposition, Anfeuchtung der Atemwege (gute Sekretlösung), Substanzkombination möglich	höherer Zeitbedarf, höhere Kosten, Risiko der Überdosierung, größerer Hygienebedarf, sehr unhandlich
IPPB (intermitt. Überdruckinhalation)	sehr hohe Deposition, gleichzeitige Sauerstoffgabe möglich, Befeuchtung der Atemwege	höherer Zeitbedarf, deutlich höhere Kosten, sehr unhandlich, großer Hygienebedarf

(modifiziert nach W. Nowak, K. Wahle: Asthma bronchiale, BDA Manual 2000)

Warum sollen in heißen Dämpfen gelöste Medikamente nicht inhaliert werden?

Der heiße Dampf stellt einen (physikalischen) Reiz dar, auf den die Bronchien mit einer Verengung reagieren können. Diese kann sich noch verstärken, wenn z. B. in der Inhalationsflüssigkeit ätherische Öle wie Menthol oder Eukalyptus gelöst werden. Bei der Inhalation mit Extrakten der Kamille kann es bei einigen Asthmatikern zu einer allergischen Reaktion auf die Heilpflanze kommen.

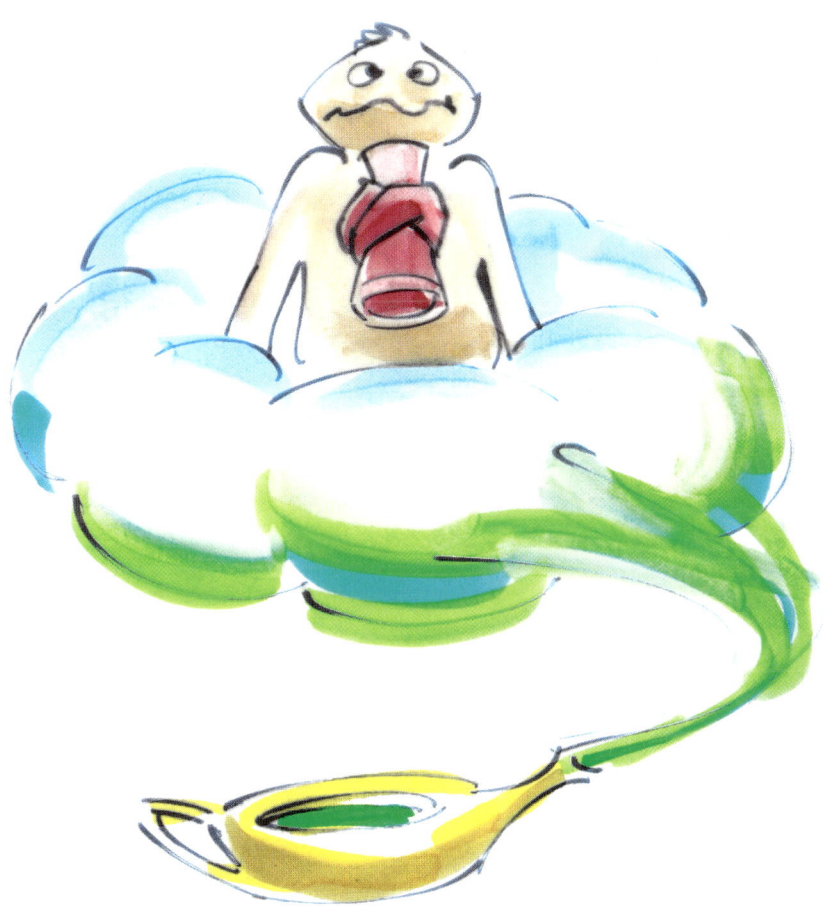

Die Therapie im Asthmaanfall

Während eines Asthmaanfalls treten rasch zunehmende, nur noch schwer kontrollierbare Asthmabeschwerden auf. Auslöser dieser akuten anfallsartigen Atemnot sind häufig verstärkte Belastungen des Bronchialsystems mit Schadstoffen oder Allergenen sowie Bronchialinfekte.

Bei einem akuten starken Asthmaanfall ist Gefahr im Verzug: Es muss sofort gehandelt werden! Wenden Sie die Medikamente in der Dosierung an, die Sie für Notfälle mit Ihrem Arzt besprochen haben. Kommt es nach etwa 20 Minuten nicht zu einer Besserung, rufen Sie einen Notarzt oder Krankenwagen.

Anzeichen eines schweren Asthmaanfalls

Die ersten Symptome setzen oft nachts ein. Der Bronchialschleim lässt sich immer schwerer abhusten.

Vorboten eines drohenden schweren Asthmaanfalls sind Husten und Atemnot, die sich trotz Behandlung kontinuierlich steigern. Die Einnahme weiterer Asthmamedikamente bringt nur wenig Erleichterung. Bereits das Sprechen fällt aufgrund der Kurzatmigkeit schwer. Atem- und Herzfrequenz beschleunigen sich unaufhaltsam, während der Peak Flow abfällt.

Die Bestimmung der Blutgase im arteriellen Blut zeigt schließlich nicht nur einen Abfall des Sauerstoffgehalts, sondern auch einen Anstieg der Kohlendioxid(CO_2)-Werte. Dies ist eine lebensbedrohliche Situation, ausgelöst durch eine zunehmende Erschöpfung der Atemmuskulatur.

Wie Sie Überdosierungen vermeiden

Typische Symptome einer Überdosierung von bronchialerweiternden inhalativen Beta-2-Mimetika sind Schweißausbrüche, Herzjagen, Schwindel und Händezittern.

Eine Überdosierung der Notfallpräparate ist unter allen Umständen zu vermeiden. Fragen Sie Ihren Arzt, welche Mengen Sie auch im äußersten

Erste-Hilfe-Maßnahmen: Was Sie im Notfall selbst tun müssen

● Vor allem: Ruhe bewahren!

Vermeiden Sie Hektik oder Panik. Setzen Sie sich bequem hin. Versuchen Sie, ruhig und tief zu atmen. Versuchen Sie, Ihren Hausarzt bzw. Lungenfacharzt zu erreichen. Die Telefonnummern sollten stets gut sichtbar am Apparat angebracht sein.

● Unbedingt einnehmen: Beta-2-Mimetika

Bei Auftreten von akuten Asthmabeschwerden sollten Sie sofort ein schnell wirksames bronchialerweiterndes Medikament inhalieren. Am stärksten sind die sofort wirksamen Beta-2-Rezeptoren. Hier gibt es kurz wirksame wie Salbutamol (Präparat Sultanol®), Fenoterol (Präparat Berotec®) oder Terbutalin (Aerodur®), die sofort wirken und deren Wirkung etwa 3 Stunden anhält, und schnell als auch lang wirksame wie Formoterol (Präparat Oxis® oder Foradil®), die etwa 12 Stunden lang wirken. Nehmen Sie zunächst 1–2 Hübe ein und wiederholen Sie dies, falls erforderlich, im Abstand von 10 Minuten. Inhalieren Sie tief und achten Sie auf eine ruhige Atmung, setzen Sie die Bauchatmung ein. Das ebenfalls lang wirksame Sympathomimetikum Salmeterol (Präparat Serevent®) ist für die Akuttherapie nicht geeignet, da es keine Sofortwirkung hat. Eine Überdosierung ist unbedingt zu vermeiden (s. nächste Seite).

● Dazu einsetzen, sofern vorhanden: Inhalationsgerät zur Feuchtinhalation

Wenn Sie über ein elektrisches Inhalationsgerät zur Feuchtinhalation (z. B. Pariboy®) verfügen, kann auch dies zur Inhalation des bronchialerweiternden Beta-2-Stimulators benutzt werden. Insbesondere bei Kindern ist diese Maßnahme von Vorteil, weil eine höhere Dosis auch in die kleinen Atemwege gelangt und eine Befeuchtung der Bronchien sowie eine bessere Verteilung des Medikaments in der Lunge gewährleistet ist.

Achten Sie auch bei Verwendung der Feuchtinhalation auf eine tiefe, ruhige Atmung. Bei Erwachsenen sollte die Feuchtinhalation nicht über eine Gesichtsmaske, sondern über einen Mundansatz erfolgen, um unnötige Verluste des Medikaments in der Nasenschleimhaut zu verhindern.

Auch Theophylline sind ergänzend geeignet. Diese können jedoch nicht inhaliert werden. Vorzugsweise werden sie in Form von Tabletten oder als rasch wirksame Tropfen (z. B. Solosin®) eingenommen.

● **Bei Besserung zusätzlich anwenden: inhalative Corticoide**
Sofern sich die Beschwerden unter der genannten Medikation bessern, sollten zusätzlich inhalative Steroide eingenommen werden (z.B. 2 Hübe Pulmicort® oder Flutide®). Obwohl sie keine Sofortwirkung haben, tragen sie im weiteren Verlauf zur Stabilisierung bei.

● **Im schwersten Fall: Cortison als Zäpfchen, Tablette oder Spritze**
Bei einem akuten schweren Asthmaanfall muss Cortison in Zäpfchenform oder als Tablette verabreicht werden. Zäpfchen wirken relativ rasch, während bei Cortisontabletten die erste Wirkung nach etwa 4 Stunden zu erwarten ist. Deshalb sollten sowohl Cortisonzäpfchen als auch -tabletten Bestandteil der Notfallapotheke eines jeden Asthmakranken sein. Die einmalige Gabe von Cortison auch in hoher Dosis (bis zu 100 mg Prednison) ist gewöhnlich unproblematisch. In schwersten Fällen kann Ihnen der Arzt oder Notarzt auch eine Cortisonspritze in die Vene geben, wobei auch hier ein Wirkungseintritt frühestens nach 3 Stunden zu erwarten ist. Zäpfchen werden nur bei Babys und Kleinkindern gegeben.

Notfall nicht überschreiten dürfen, und halten Sie sich unbedingt an seine Empfehlungen. Bei kurz wirksamen Beta-2-Mimetika wie Salbutamol (z.B. Sultanol®) oder Terbutalin (z.B. Aerodur®) sollte die Dosis von 8 Hüben täglich nicht überschritten werden. Lang wirksame Beta-2-Mimetika mit Sofortwirkung wie Formoterol (z.B. Oxis® 12 µg, für dieses Präparat fehlt jedoch noch die Zulassung für den Asthmaanfall) sollten in einer maximalen Dosis von 6 Hüben täglich eingenommen werden. Bei niedrigem Körpergewicht und Neigung zu Herzrhythmusstörungen kann jedoch bereits diese Dosis zu unerwünschten Nebenwirkungen führen.

Übersicht

Der akute Asthmaanfall – Merkmale und Maßnahmen
(modifiziert nach Empfehlungen der Deutschen Atemwegsliga)

● **leichter bis mittelschwerer Anfall**

Merkmale

- Kurzatmigkeit
- mühevolles Sprechen
- erhöhte Atemfrequenz (< 25/min)
- erhöhter Puls (< 120/min)
- erniedrigte Peak-Flow-Werte (< 50 %)

Behandlung

- kurz wirksames Beta-2-Mimetikum inhalativ:
  2 Hübe, möglichst mit Inhalierhilfe
  gegebenenfalls nach 10 Minuten wiederholen
  Cortison, am besten als Zäpfchen (Kinder), sonst als Tablette, vom Arzt:
  intravenös oder als Infusion (entspricht 50 mg Prednisolon)
- Theophyllinlösung:
  200 mg oral (z. B. als Tropfen) oder intravenös

● **schwerer bis lebensbedrohlicher Anfall**

Merkmale

- ausgeprägte Luftnot beim Sprechen
- deutlich erhöhte Atemfrequenz (> 25/min)
- deutlich erhöhter Puls (> 120/min)
- deutlich verminderter Peak Flow (< 100 l/min)
- deutlich erniedrigter arterieller Sauerstoff

Behandlung

- Sauerstoff: 2 – 4 l/min über Nasensonde
- Beta-2-Mimetikum: 4 Hübe
- Cortison, bei Säuglingen und Kleinkindern am besten als Zäpfchen,
  sonst als Tablette, vom Arzt: intravenös (entsprechend 100 mg Prednisolon)
- Theophyllin: 200 mg oral (Tropfen oder Tabletten) oder langsam intravenös
- Vorsicht: keine Beruhigungsmittel!
  mit muskelentspannender (relaxierender) Wirkung
  oder lang anhaltender Wirkung (z. B. Diazepam)
- sofern keine Besserung: Klinikeinweisung über Notarzt(wagen)

Weitere Therapiemöglichkeiten

Die wichtigste Maßnahme im Kampf gegen Asthma ist und bleibt das Meiden der individuellen Auslöser, ein Schwerpunkt im nächsten Kapitel ab S. 123. Dabei kann es sich um spezielle Allergene (z. B. Pollen, Tierhaare), um physikalische Reize (z. B. kalte Luft), um chemische Reizstoffe (z. B. Kochdünste, Ozon), Medikamente oder Nahrungsmittel handeln, um nur die häufigsten zu nennen.

Die nächste wichtige Säule in der Asthmabehandlung ist der gezielte Einsatz von Medikamenten. Vor allem die inhalativen Corticoide spielen hier eine entscheidende Rolle, indem sie die Entzündung der Bronchialschleimhaut mildern und so die Symptome reduzieren.

In diesem Kapitel erfahren Sie das Wichtigste über die Aussichten einer Hyposensibilisierung, über Klima- und Kuraufenthalte sowie alternative Therapien, die die Behandlungsmöglichkeiten und den Umgang mit der Krankheit Asthma ergänzen.

Weniger empfindlich machen: die Hyposensibilisierung

Sinngemäß ist »weniger empfindlich machen« die Übersetzung für Hyposensibilisierung. Ihre Wirkung entspricht in etwa der einer Impfung. In diesem Prozess werden ansteigende Mengen jener Substanz zugeführt, auf die der Patient allergisch reagiert. Ziel jeder Hyposensibilisierung ist, dass der Körper sich allmählich an die krank machende Substanz gewöhnt. Der Arzt spricht von einer kausalen Therapie, mit der man versucht, die Ursache (lat.: causa) – in diesem Fall die krankhafte Empfindlichkeit – zu beseitigen und nicht die von ihr hervorgerufenen Beschwerden bzw. Symptome. Letztere stehen nicht im Mittelpunkt dieser Therapie.

Der Wirkmechanismus der Hyposensibilisierung ist bislang nicht völlig geklärt. Man weiß jedoch, dass diese Art der Behandlung, beispielsweise durch die Bildung bestimmter Botenstoffe (Zytokine), die Bildung der Eiweißantikörper (Immunglobuline E) reduziert. Letztere sind mitverantwortlich für die Auslösung allergischer Beschwerden (s. S. 58, RAST-Test).

Wie wird sie durchgeführt?

Durch spezielle Herstellungsverfahren werden die Allergene (z.B. aus den Pollen) herausgelöst und zur Impfbehandlung als standardisierter Extrakt aufbereitet, wobei jede Ampulle exakt die gleiche Menge an Allergenen enthält. Meist sind dies hochkomplexe Eiweißverbindungen, deren Reinheit und Sterilität einer strengen Kontrolle unterliegen.

Bei der Hyposensibilisierung werden kleine Mengen der allergisierenden Substanz, des Allergens, unter die Haut (subkutan) gespritzt oder unter die Zunge getropft (sublinguale Impftherapie). Beim subkutanen Spritzen wird eine leichte Hautreaktion angestrebt. Die Dosis wird nun in regelmäßigen Intervallen, z.B. täglichen, wöchentlichen oder monatlichen Abständen, Schritt für Schritt gesteigert.

Die sublinguale Impftherapie ist praktisch nebenwirkungsfrei und kann zu Hause durchgeführt werden. Sie wird bevorzugt bei Kindern eingesetzt. Die subcutane Hyposensibilisierung ist wirkungsvoller, aber auch nebenwirkungsreicher. Sie sollte daher nur in der Arztpraxis durchgeführt werden.

Eine Hyposensibilisierung dauert normalerweise 3 Jahre. Bleibt die Wirkung aus oder kommt es gar zu stärkeren Nebenwirkungen, ist die Behandlung vorzeitig zu beenden.

Wie sind die Erfolgsaussichten?

Bei einer erfolgreichen Impfbehandlung bessern sich die allergischen Beschwerden wie z.B. Heuschnupfen oder Asthma. Manchmal verschwinden diese sogar vollständig. Leider ist dies nur der Idealfall, sodass Ihr Arzt entscheiden muss, ob eine Hyposensibilisierung für Sie sinnvoll ist.

Die Erfolge sind unterschiedlich: Besonders gut wirkt sie bei Allergien auf Wespen- oder Bienenstiche. Die Erfolgsaussichten bei einer Allergie auf Pollen liegen um etwa 60–70 % und bei Hausstaubmilben um 50 %. Die Ursachen: Einerseits sind die Impfstoffe nicht rein genug und andererseits können häufig nicht alle wichtigen Allergene erfasst werden.

Eine Hyposensibilisierung zur Therapie von Neurodermitis (atopisches Ekzem) oder einer Nahrungsmittelallergie ist nicht sinnvoll. Auch bei einer Allergie auf Schimmelpilze bleibt sie meist erfolglos. Bei Allergien auf Tierhaare oder -schuppen wird nur in Ausnahmefällen geimpft, etwa bei Tierärzten oder Inhabern von Zoohandlungen. Eine räumliche Trennung vom Allergie-auslösenden Tier sowie vorbeugende Maßnahmen (s.

S. 127) führen gewöhnlich zu einer ausreichenden Besserung der Allergiesymptome. Eine Hyposensibilisierung mit Hausstaubmilbenextrakt sollte immer von einer häuslichen Hausstaubmilbensanierung (s. S. 131) begleitet werden. Grundsätzlich erspart eine Hyposensibilisierung nicht die Notwendigkeit einer Expositionsprophylaxe!

Ebenso gilt, dass eine Hyposensibilisierung größere Erfolgsaussichten hat, wenn die allergischen Beschwerden erst seit kurzem bestehen, die Allergene nur zu einer bestimmten Jahreszeit, also saisonal auftreten und das Allergiespektrum nicht zu breit gestreut ist.

Sinnvoll ist die Hyposensibilisierung insbesondere bei schwerem Heuschnupfen, sofern dieser im Lauf der Jahre zugenommen hat und mit den üblichen antiallergischen Medikamenten nicht ausreichend unter Kontrolle zu halten ist. Der relativ häufige Etagenwechsel der Allergie (25 % nach 10 Jahren!) kann oft verhindert oder zumindest gebremst werden. Unter Etagenwechsel versteht man, dass der Heuschnupfen (Nase) eine »Etage« tiefer (Bronchien) rutscht und daraus Asthma entsteht.

Da bei der subcutanen Impftherapie erhebliche Nebenwirkungen auftreten können, müssen am Tag der Impfung entsprechende Vorsichtsmaßnahmen eingehalten werden (s. u.).

Wichtige Vorsichtsmaßnahmen bei der Hyposensibilisierung

Die subcutane Hyposensibilisierung führt durch die Stimulation körpereigener Abwehrmaßnahmen im Idealfall zu einer Gewöhnung an das Allergen. Es können erhebliche Nebenwirkungen auftreten bis hin zu schwerem Asthmaanfall und allergischem Kreislaufschock mit Bewusstlosigkeit. Als Folge der Hyposensibilisierung sind sogar Todesfälle dokumentiert. Fieber und körperliche Anstrengung können durch den gesteigerten Blutfluss zur schnelleren Aufnahme der gespritzten Allergene führen.

Grundsätzlich sollte Folgendes beachtet werden:

- Vermeiden Sie sportliche Aktivitäten am Tag der Hyposensibilisierung.
- Verschieben Sie die Behandlung bei fieberhaften Erkrankungen.
- Verlassen Sie die Praxisräume erst eine halbe Stunde nach der Spritze, um bei Komplikationen sofortige Gegenmaßnahmen einleiten zu lassen.
- Antiallergische Medikamente (Antihistaminika) haben eine schützende Wirkung bei hoch empfindlichen Patienten.
- Berichten Sie Ihrem Arzt unbedingt vor jeder Impfbehandlung über vorhergehende Begleiterscheinungen und lokale Hautreaktionen.

Risiken und Erfolgsaussichten sind vor dem Hintergrund der hohen Kosten einer solchen Therapie und des Aufwands für den Patienten vom Arzt genau abzuwägen. Bei sorgfältiger Beurteilung des Einzelfalls ist die Impfbehandlung eine sinnvolle Ergänzung zur Behandlung des allergischen Asthmas.

Kur- und Klimabehandlungen

Kurbehandlungen bei Asthma empfehlen sich immer dann, wenn durch den Aufenthalt eine Beruhigung der Psyche und eine Verminderung der Asthma auslösenden Faktoren gewährleistet sind. Die speziellen Therapien, die im Rahmen einer Kur durchgeführt werden (z. B. Asthmaschulungen, Atemgymnastik, gezielte Bewegung etc.), sind für den Patienten stets von großem Nutzen.

Bei allergischem Asthma sind Orte besonders günstig, in denen die Allergenbelastung minimal ist. Daher ist für Hausstaubmilben-Allergiker insbesondere das Hochgebirge und für Pollenallergiker das Meer geeignet. Pollenallergiker sollten ihren Kurort nach den regionalen Jahreszeiten ausrichten. Kuren an der Nordsee (z. B. Insel Sylt) wirken sich durch das Meeresklima zusätzlich günstig aus.

Ein entsprechender Antrag bei der Krankenkasse oder Berufsgenossenschaft muss natürlich auch vom Schweregrad des Asthmas abhängig gemacht werden.

Andere alternative Behandlungsmöglichkeiten – von Pflanzen über Akupunktur bis Sauerstoff

Alternative Behandlungsansätze stehen momentan bei vielen Patienten hoch im Kurs. Dennoch sollten Sie genau hinschauen, wenn Ihnen schnelle Heilung zu hohen Preisen versprochen wird. Eine kritische Haltung der Patienten erscheint nicht nur gegenüber konventionellen, sondern auch alternativen Heilmethoden angebracht, insbesondere, wenn die Wirksamkeit nicht nachgewiesen und die Therapie teuer ist.

Wie wirken Pflanzenheilkunde und Homöopathie bei Asthma?

Es gibt eine Reihe von Heilpflanzen, die als Schleimlöser bei Asthma eingesetzt werden können. Dazu zählen u. a. Fenchel, Minzöl und Thymian. Lindernd und dämpfend auf den Hustenreiz wirken Spitzwegerich, Isländisch Moos, Malven- und Lindenblütentee. Gegen Krampfhusten sind vor allem bei Kindern Sonnentaukraut oder Efeublätter erfolgreich. Bei Erkältungen werden Holunder- und Lindenblütentee empfohlen.

Ein Ersatz der in diesem Buch beschriebenen antientzündlichen und bronchialerweiternden Asthmatherapie ist damit jedoch nicht gegeben. Es gilt vielmehr zu bedenken, dass pollenallergische Asthmatiker auch auf ein pflanzliches Präparat allergisch reagieren können. Ein Verzicht auf die antientzündlichen und gegebenenfalls auch bronchialerweiternden inhalativen Asthmamedikamente zugunsten pflanzlicher oder homöopathischer Präparate ist gefährlich, da der für das Asthma typische Entzündungsprozess fortschreiten und die Kontrollierbarkeit der Erkrankung sich verschlechtern kann.

Wissenschaftliche Beweise für die Wirkung pflanzlicher und homöopathischer Medikamente bei Asthma bronchiale liegen bis heute nicht vor.

Wie wirkt Akupunktur?

Leichte Formen von Asthma lassen sich durch Akupunktur lindern. Verschiedene Untersuchungen belegen, dass bei richtig angewandter Akupunktur die Atemwegswiderstände um bis zu 20 % gebessert werden können. Bei höhergradigem Asthma allerdings ist sie als alleinige Therapie nicht ausreichend, weil sie keinen Einfluss auf das ursächliche Entzündungsgeschehen hat.

Was ist von der Bioresonanztherapie zu halten?

Hierbei sollen durch ein spezielles Gerät krank machende elektromagnetische Schwingungen identifiziert und dem Körper entzogen werden. Nach dem gleichen Prinzip wird bei der Mora- und Multiresonanztherapie verfahren. In Einzelfällen wurde über Besserungen durch diese nichtschulmedizinische Therapie berichtet. Es bleibt jedoch offen, inwieweit hier Suggestivkraft, der so genannte Placeboeffekt, eine Rolle spielt. Wissenschaftliche Beweise für eine heilende oder antientzündliche Wirkung anhand kontrollierter Studien liegen nicht vor. An der Universität Wien wurde geprüft, ob mit der Bioresonanzmethode Allergien entdeckt werden können. In 63 % der Fälle kam es zu Fehldiagnosen. Die Methodik dieser Therapie erscheint auch theoretisch wenig plausibel.

Erfolge durch Bachblüten?

Bei dieser Therapie werden Blüten wild wachsender Pflanzen in Quellwasser gelegt, wobei die mit Alkohol und Wasser verdünnte Flüssigkeit vom Patienten tropfenweise eingenommen wird. Allerdings fehlt auch hier jeglicher wissenschaftlicher Nachweis für die Wirksamkeit.

Wie wirkt die Sauerstoff-Mehrschritt-Therapie?

Bei dieser von Professor von Ardenne, einem Physiker, entwickelten Therapieform atmet der Patient kurzzeitig hoch konzentrierten Sauerstoff ein. Ziel ist es, den Sauerstoffdruck im arteriellen Blut anzuheben. Dies gelingt nur so lange, wie Sauerstoff eingeatmet wird, weil dieser im Körper nicht gespeichert werden kann. Es sind somit keine Langzeiteffekte zu erwarten; innerhalb kurzer Zeit stellen sich wieder die Ausgangswerte des Blutsauerstoffdruckes her.

Eine positive Wirkung auf den Krankheitsverlauf konnte wissenschaftlich nicht nachgewiesen werden. Diese für den Patienten ebenso teure wie wirkungslose Behandlung, die Betroffenen bedauerlicherweise sogar von einigen Lungenfachärzten als »Sauerstoffkur« angeboten wird, sollten Sie auf der Suche nach Alternativen deshalb nicht in Erwägung ziehen.

Die Sauerstoff-Mehrschritt-Therapie ist nicht mit der Sauerstoff-Langzeittherapie zu verwechseln, die eine günstige Wirkung bei Lungenkranken mit niedrigen Blutsauerstoffwerten zeigt, sofern sie über mindestens 16 Stunden angewendet wird. Dabei wird der Sauerstoff zu Hause aus Gasflaschen mit Flüssigsauerstoff über eine Nasensonde bzw. Gesichtsmaske eingeatmet.

Zum Schaden und Nutzen alternativer Therapien

Eigenblutbehandlung Hier wird Blut aus einer Vene entnommen und an anderer Stelle des Körpers, etwa in den Gesäßmuskel, wieder eingespritzt. Durch diesen unspezifischen Reiz sollen die Abwehrkräfte mobilisiert und so das Immunsystem stimuliert werden. Da bei dieser Therapie erhebliche, den gesamten Körper betreffende Unverträglichkeitsreaktionen (z. B. Schwindel, Kopfschmerz, Fieber, Schock, auch Lokalreaktionen wie Bluterguss oder Spritzenabszess) auftreten können, ist eine kritische Beurteilung angebracht. Ein wissenschaftlicher Wirkungsnachweis bei Asthma fehlt.

Ozontherapie   Die Ozontherapie ist eine Variante der Eigenblutbehandlung, wobei eine kleine Menge Blut unter ultravioletter Bestrahlung mit Sauerstoff angereichert und dann intravenös zurückgespritzt wird. Bei dieser Therapie kann es zur Kontamination des Blutes und Gerinnselbildung mit der Gefahr einer Lungenembolie kommen. Das Risiko von Unverträglichkeitsreaktionen ist nicht zu unterschätzen, sodass der Nutzen eher im Geldbeutel des Therapeuten als beim Patienten liegt.

Neuraltherapie   Sie gründet auf der Hypothese, dass Erkrankungen durch Störfelder anderer Körperregionen wie Zähne oder Gaumenmandeln hervorgerufen werden. Durch lokale Behandlung dieser Störfelder soll die Organerkrankung beeinflusst werden. Bei Injektionen in schwer zugängliche Störfelder können jedoch direkte Schäden sowie allergische Reaktionen ausgelöst werden. Ein weiterer Kommentar zu möglichen Nebenwirkungen erübrigt sich. Zur Asthmatherapie erscheint auch diese Methode ungeeignet.

Frischzellentherapie   Hier werden Zellen oder Zellbestandteile aus tierischen Geweben meist unter die Haut gespritzt. Man erhofft sich eine Stimulierung des Immunsystems, ohne dass entsprechende Wirkungen wissenschaftlich nachgewiesen werden konnten. Schwere allergische Reaktionen auf Fremdeiweiße bis hin zum Schock werden beschrieben, sodass auch von dieser Methode abzuraten ist.

Welche weiteren Maßnahmen sind empfehlenswert?

Als begleitende Maßnahme sind Hatha- und insbesondere Kundalini-Yoga bei Asthma anzuraten. Im Rahmen einer Atemtherapie und eines Atemmuskeltrainings verbessern sie die Funktion des großen »Atemmuskels« Zwerchfell sowie der Atemhilfsmuskeln und trainieren die Koordination der Atmung. Darüber hinaus fördern diese Übungen das Herz-Kreislauf-System, die gesamte Körperhaltung und vermitteln dabei innere Ruhe und Ausgeglichenheit. Wissenschaftliche Studien erbrachten den Beweis: Eine begleitende Yoga-Therapie beeinflusst den Verlauf von Asthma günstig. Informieren Sie sich, ob z. B. Ihre örtliche Volkshochschule solche Yogakurse anbietet (s. a. S. 163, Adressen die weiterhelfen).

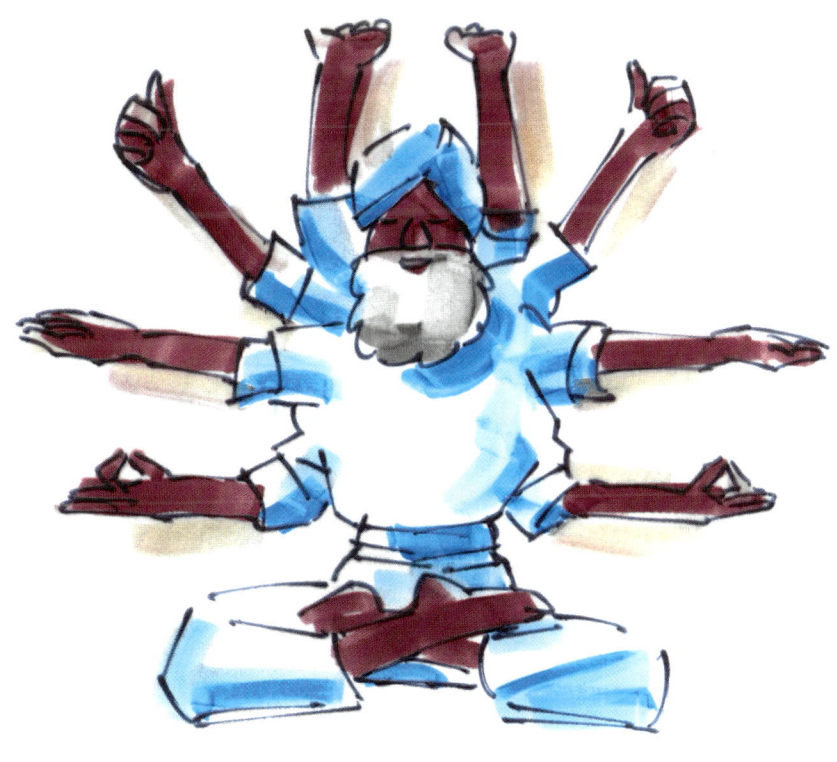

Was Sie selbst gegen Ihr Asthma tun können

Im vorherigen Kapitel wurde es schon angesprochen: Jede wirksame Asthmatherapie stützt sich auf zwei Pfeiler – zum einen auf die ärztliche Beratung und medikamentöse Therapie, zum anderen auf die eigene Lebensführung und Bereitschaft des Patienten, sich aktiv an der Kontrolle der Erkrankung zu beteiligen. Nur wenn sich beides optimal ergänzt, ist eine erfolgreiche Behandlung möglich.

Die großen wissenschaftlichen Fortschritte der letzten Jahrzehnte, vor allem im Bereich der inhalativen Corticoide, dürfen nicht darüber hinwegtäuschen, dass es sich hierbei um eine Therapie handelt, die an den Symptomen, nicht jedoch an den Ursachen der Erkrankung ansetzt.

Eine ursächliche Therapie liegt im Meiden der Auslöser, die jeweils die Beschwerden hervorrufen: Expositionsprophylaxe – das große Thema dieses Kapitels. Dabei ist es gleichgültig, welcher Art die Auslöser sind, ob tierischer, pflanzlicher, chemischer oder physikalischer Herkunft. Grundsätzlich sollte jeder Patient allen asthmaauslösenden oder -verstärkenden Situationen aus dem Weg gehen oder ihnen vorbeugen, z. B. mit Inhalation von β-2-Minetika vor sportlicher Betätigung.

Dazu zählt auch, dass Sie nichtallergische Reize (z. B. unnötige körperliche Belastung in kalter Luft, Rauchen oder Passivrauchen) umgehen. Vor allem durch Rauchen wird den Allergenen der Angriff auf die Schleimhäute leicht gemacht. Junge Menschen sollten bei ihrer Berufswahl die möglichen speziellen Auslöser berücksichtigen.

Gewöhnen Sie sich an, auf die Luft zu achten, die Sie einatmen! Stellen Sie sich einfach häufiger die Frage: »Wie ist die Luft beschaffen, die ich gerade atme?« Das hilft Ihnen, für potenzielle Auslöser sensibler zu werden.

Bei Anstrengungsasthma empfiehlt es sich, einige Minuten vor dem Sport ein bronchialerweiterndes Medikament zu inhalieren.

Asthmatiker aufgepasst – so beugen Sie vor

- Weder aktiv noch passiv rauchen
- Allergene reduzieren (z. B. Hausstaubmilben) oder meiden (z. B. Pollen)
- Unnötige Schadstoffbelastungen der täglichen Umgebung meiden (Arbeitsplatz, Industrie, Klimaanlage, Autoabgase)
- Kältereizung der Atemwege auch medikamentös vorbeugen
- Auf Betablocker verzichten (s. S. 141)
- Bei Vorliegen einer Überempfindlichkeit keine Acetylsalicylsäure (ASS, Aspirin®) oder nichtsteroidale Antirheumatika (NSAR) einnehmen (s. S. 141)
- Regelmäßige Atemübungen, wenn möglich Entspannungsübungen (z. B. Yoga, S. 150) durchführen
- Stress im Alltag so weit wie möglich reduzieren
- Regelmäßig sportlich aktiv sein, ohne sich zu überfordern
- Die Infektabwehr durch gesunde Ernährung und Lebensführung stärken (s. S. 152)

Durch eine Atemtherapie sowie durch gezielte Entspannungsübungen (z. B. Yoga) haben Sie die Möglichkeit, neben der Einnahme von Medikamenten selbst einen weiteren Beitrag zur Linderung Ihrer Beschwerden zu erbringen.

Allergisches Asthma – so meiden Sie individuelle Auslöser

Pollen

Ein Pollenkorn ist die männliche Zelle, die für die Fortpflanzung der Pflanzensamen notwendig ist. Es wird aus der Pflanze freigesetzt und durch Wind (Windbestäuber) oder durch Insekten (Insektenbestäuber) transportiert. **Insektenbestäubte Pflanzen** produzieren nur wenige schwere Pollenkörner. Nur bei direktem Kontakt, etwa wenn der Patient im Blumenladen Chrysanthemen berührt, kommt es zu einer allergischen Reaktion. **Windbestäubte Pflanzen** dagegen setzen große Mengen leichter Pollen frei, die bei einer Größe von 15–50 µm in den oberen Atemwegen oder in der Nasenschleimhaut hängen bleiben.

Man unterscheidet 3 große Gruppen:

- Baumpollen
- Gräser- und Getreidepollen
- Kräuterpollen

Gräser sind in der westlichen Welt die häufigste Ursache von Heuschnupfen. Zwischen den meisten Grasarten gibt es Kreuzreaktionen. Aufgrund der strukturellen Ähnlichkeit der Graspollen besteht daher gleichzeitig eine Allergie auf mehrere Gräsersorten (z. B. Lieschgras, Weidelgras und Knäuelgras). In den USA sind die Gebirgszeder sowie die Zypresse und in Japan die japanische Zeder von großer Bedeutung für die Entwicklung von Pollenallergien. Obgleich Kiefern große Mengen von Pollen produzieren, lösen sie nur selten Allergien aus. Das allergene Potenzial von Pflanzen wie das von Tieren ist also sehr unterschiedlich.

Während an kalten, regnerischen Tagen die Anzahl der Gräserpollen niedrig ist, nimmt die Pollenbelastung bei windiger, warmer und trockener Luft zu. Pollen werden nur tagsüber freigesetzt: Am Morgen und am späten Nachmittag ist die Pollenzahl am höchsten.

Praxistipps

So schützen Sie sich gegen Pollen

- Vermeiden Sie während der Pollenflugzeit unnötige Aufenthalte im Freien. Genießen Sie die Regentage. Verzichten Sie auf Spaziergänge unter blühenden Bäumen, in der Nähe von Getreidefeldern oder auf Rasenflächen. Unterlassen Sie Gartenarbeiten wie das Rasenmähen.
- Besonders bei starkem Wind und Pollenflug sollten Fenster geschlossen bleiben. Generell ist in ländlichen Gegenden die Pollenbelastung in den frühen Morgenstunden am stärksten, in Großstädten erst in den Abendstunden. Lüften Sie entsprechend. Auch nachts empfiehlt es sich, in Zeiten starken Pollenflugs bei geschlossenem Fenster zu schlafen.
- Die im Freien getragene Kleidung sollte möglichst nicht im Schlafzimmer abgelegt werden. Duschen Sie täglich vor dem Schlafengehen, um so auch Pollen an Haut und Haaren zu beseitigen.
- Halten Sie während der Pollenflugzeit in Ihrem Auto Fenster und Schiebedach geschlossen. Ideal ist nicht nur ein Pollenfilter, sondern auch eine Klimaanlage im Auto.

- Planen Sie Ihren Urlaub gezielt in pollenarmen Gegenden wie im Hochgebirge oder an der See. Informieren Sie sich anhand des Pollenflugkalenders oder über die Polleninformationsdienste, wann »Ihre« Pollen an welchen Orten verstärkt fliegen.

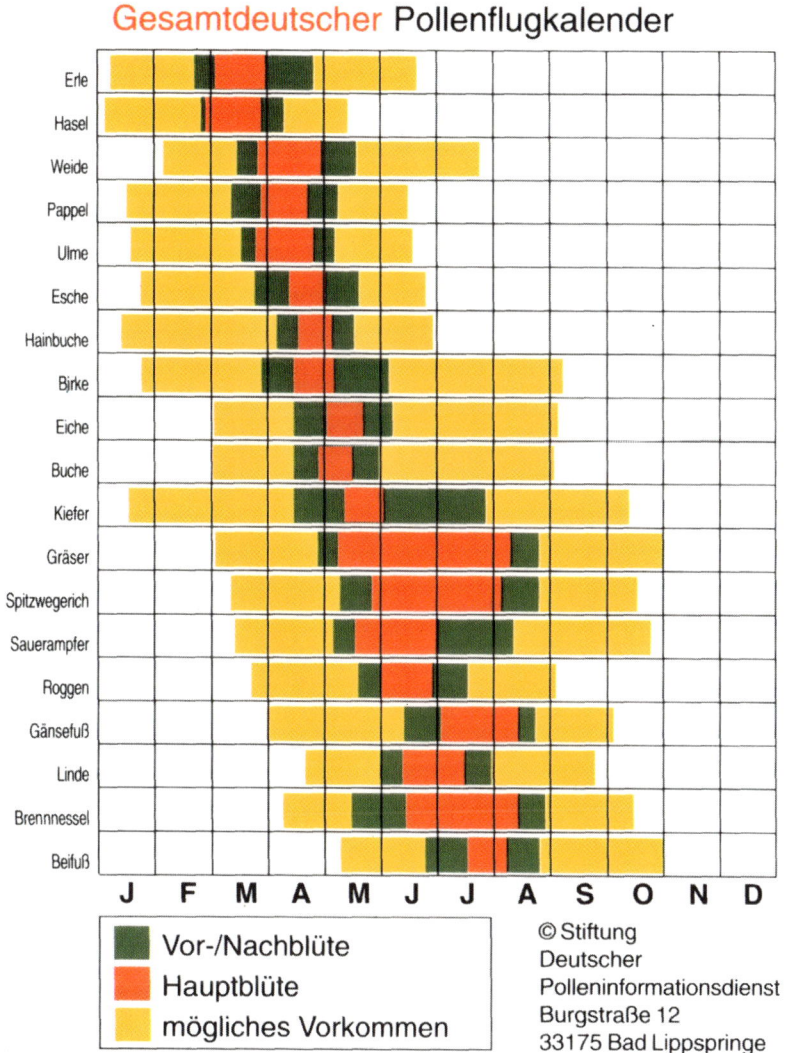

Abb. 23: Pollenflugkalender.

Kreuzreaktionen auf Nahrungsmittel

Kreuzallergien bestehen nicht nur innerhalb der Pflanzenfamilien. Pollenallergiker können wegen der ähnlichen Struktur der Allergene auch auf bestimmte Nahrungsmittel reagieren.

Typische Kreuzreaktionen zwischen Pollen und Nahrungsmitteln

Bei Allergien auf Baum- und Sträucherpollen
Steinobst (z. B. Pflaume, Aprikose, Pfirsich, Kirsche)
Nüsse (z. B. Haselnuss, Paranuss, Walnuss, Erdnuss, Mandel)
Gemüse (z. B. Sellerie, Karotten)
Gewürze (z. B. Curry, Anis)

Kräuterpollen
Gemüse (z. B. Sellerie, Karotte, Kamille, Petersilie, Paprika, Sonnenblumenkerne, Gurke)
Gewürze (z. B. Knoblauch, Fenchel, Pfeffer, Kümmel)

Gräser- und Getreidepollen
Soja (z. B. Sojabohne, Sojamehl, Sojamilch)
Getreidemehl, Erdnuss

Säugetiere und Vögel

Allergien auf Tiere sind die zweithäufigste Ursache einer Inhalationsallergie. Bei den großen Säugetieren sind meist nicht die Haare, sondern auch Hautschuppen (Epithelien) und Speichelbestandteile Auslöser der Allergie. Bei den kleinen Säugetieren wie Mäusen, Ratten oder Meerschweinchen ist der Urin häufig Auslöser der Unverträglichkeit. Oft liegt gleichzeitig eine Allergie auf verschiedene Tierrassen vor. Typische Anzeichen sind hier gerötete Augen, Fließschnupfen, Niesattacken und Asthma bei Kontakt mit den entsprechenden Tieren.

Welche Tierallergien treten auf?

Katzen Die »Katzenallergie« ist die häufigste Tiersensibilisierung in Europa. Mehr als die Hälfte aller Tier-Allergiker reagiert auf Katzen. Die Überreaktion wird durch den Speichel der Katze hervorgerufen. Weniger stark allergisierend wirken Katzenhaare, -schuppen sowie -exkremente.

Hunde Etwa ein Viertel aller Tier-Allergiker zeigt eine entsprechende Reaktion auf Hunde. Die Sensibilisierung ist häufig rassenspezifisch, man ist also nur allergisch auf eine bestimmte Hunderasse. Überwiegend verursachen Hundeschuppen, weniger dagegen Hundehaare oder -exkremente die Allergie.

Meerschweinchen Obgleich Meerschweinchen als potente Allergieauslöser gelten, sind Sensibilisierungen in den letzten Jahren rückläufig, wohl weil sie jetzt als Haustier seltener gehalten werden. Zu Allergien bei Laborpersonal kommt es jedoch häufig.

Andere Nagetiere Allergien auf Ratten und Mäuse sind bei etwa 30 % der Allergiker nachweisbar. Besonders stark allergisierend ist der Urin dieser Nagetiere. Betroffen sind häufig Menschen, die mit solchen Versuchstieren arbeiten.

Pferde In ländlichen Regionen ist die Allergie auf Pferde die zweithäufigste Säugetiersensibilisierung.

Vögel Sie haben eine eher geringe Allergenpotenz, obgleich sie neben Asthma weitere sehr schwere Lungenerkrankungen (z. B. eine Entzün-

---

Praxistipps

So können Tierallergiker vorbeugen

- Die wichtigste Maßnahme ist, den Kontakt mit den entsprechenden Tieren zu meiden. Sind Haustiere vorhanden, sollten Sie sich von ihnen trennen, wenn die Allergenursache gesichert ist. Schaffen Sie sich bei nachgewiesener Tierhaarallergie am besten keine Tiere an. Das gilt auch dann, wenn Sie auf das gewünschte Tier im Hauttest nicht allergisch reagiert haben. Denn selbst in diesen Fällen ist das Risiko groß, dass sich Ihre Allergie auf andere Tierarten ausdehnt.
- Kleidungsstücke aus Tierfellen oder Schafwolle sind ebenfalls als mögliche Auslöser einer Allergie anzusehen.
- Rosshaarmatratzen sollten Sie aus Ihrem Schlafzimmer entfernen.
- Stellen Sie bei der Urlaubsplanung sicher, dass Hotelzimmer oder Ferienhaus nicht mit Tierhaaren belastet sind (z. B. durch Schafwollteppiche).
- Denken Sie daran, dass auch auf der Kleidung von Bekannten, Freunden oder Kollegen Tierhaare haften können.

dung der Lungenbläschen) auslösen können, die dem Krankheitsbild einer Lungenentzündung ähneln. Wichtigste Allergenquelle bei Vogelsensibilisierung ist der Kot von Tauben, gefolgt von Papageien und Wellensittichen.

Rinder und Schweine Hier sind Sensibilisierungen eher selten. Liegt eine Allergie auf Kuhhaare oder -schuppen vor, wird häufig auch Kuhmilch nicht vertragen.

Küchenschaben Sie spielen bei uns keine große Rolle. In amerikanischen Großstädten wie New York oder Chicago dagegen sind sie besonders unter schlechten Wohnverhältnissen eine häufige Allergenquelle.

Hausstaubmilben

Hausstaubmilben sind die häufigsten Allergieauslöser in Innenräumen. Man schätzt, dass ca. 5 % der Bevölkerung an einer Milbenallergie leiden. Milben zählen zu den Spinnentieren und umfassen 30 000 (!) Arten, zu denen u. a. die als Parasiten lebenden Zecken und Krätzmilben gehören. Die im Hausbereich angesiedelten Hausstaub- und Vorratsmilben sind winzige Tierchen (0,1–0,5 mm), die man mit bloßem Auge nicht erkennen kann. Allergisierend wirken die Ausscheidungsprodukte dieser Tiere, insbesondere der eiweißhaltige getrocknete Milbenkot.

Hausstaubmilben sind natürliche Bestandteile des Ökosystems fast jeden Haushalts, sie vermehren sich vor allem bei einer Luftfeuchtigkeit von 65–80 % sowie einer Temperatur zwischen 20–30 °C. In trockenen Wüstengebieten mit niedriger Luftfeuchtigkeit finden sich nur wenige und in Höhen über 2 000 m überhaupt keine Hausstaubmilben mehr. Speichermilben, die eine besonders hohe Luftfeuchtigkeit benötigen, kommen verstärkt in Kornspeichern, Lagerräumen und landwirtschaftlich genutzten Vorratsräumen vor. In Wohnungen tropischer Regionen leben sie häufiger als in gemäßigten Klimazonen.

Die Lebenserwartung der Milben beträgt je nach Art und Gattung 60 bis 150 Tage. Hausstaubmilben ernähren sich überwiegend von menschlichen oder tierischen Schuppen sowie von Schimmelpilzen und Lebensmitteln.

Es bestehen keine Kreuzreaktionen zwischen Hausstaub- und Speichermilben. Bei allergischen Beschwerden in Innenräumen und negativem Hauttest auf Hausstaubmilben sollte daher immer an die Möglichkeit ei-

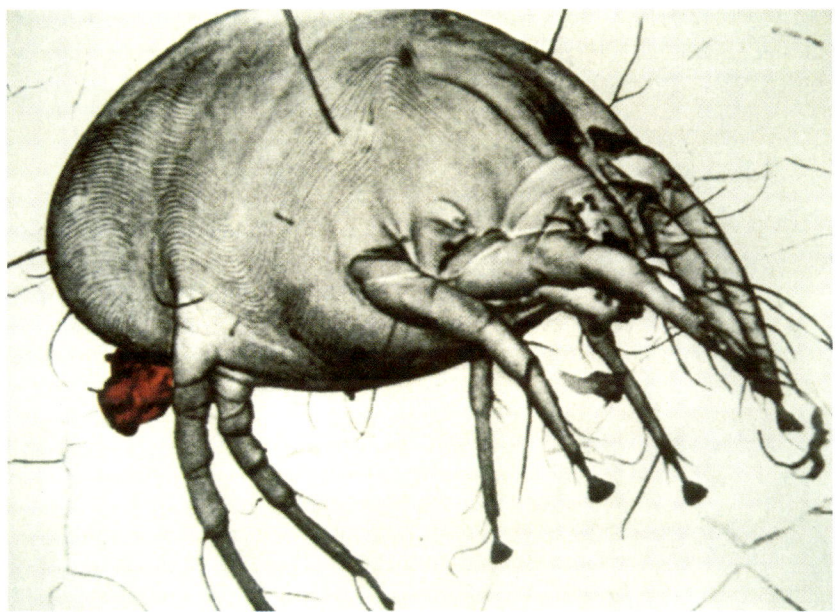

Abb. 24: Hausstaubmilbe unter dem Elektronenmikroskop.

ner Vorratsmilbenallergie gedacht werden. Es empfiehlt sich, die Vorratsmilben bei Verdacht auf eine Stauballergie im Hauttest zu erfassen. Dabei ist auch zu bedenken, dass der Hausstaub gewöhnlich eine Mischung aus Hausstaub- und Vorratsmilben sowie meist Tierschuppen, Schimmelpilzsporen, Textilfasern und Staubpartikeln ist.

Die höchste Anzahl von Hausstaubmilben bringen die Hochsommer- und Herbstmonate mit sich. Milben gibt es gehäuft in warmen, feuchten Gebieten und seltener in trockener Umgebung oder hohen Lagen. Sinkt die Luftfeuchtigkeit unter 55 %, trocknen die Milben aus und sterben ab. Obwohl dies zu Beginn der Heizperiode der Fall ist, verstärken sich oft die Beschwerden in der kalten Jahreszeit. Der Grund ist, dass die trockenen Hausstaubmilbenexkremente (Kotbällchen) in der Heizungsluft zerfallen und als Feinstaub aufgewirbelt mit der Atemluft inhaliert werden. Im Gegensatz zu den Pollen verursachen Hausstaubmilben deshalb häufig das ganze Jahr über allergische Beschwerden.

Je höher die Konzentration von Hausstaubmilben, desto wahrscheinlicher ist die Entwicklung einer Allergie bei den Hausbewohnern. Die Folgen sind allergische Symptome der Augen (Augenjucken), der Nase

(Fließschnupfen und Niesen) und der Bronchien (Husten und Asthma). Man vermutet, dass Hausstaubmilbenallergene auch für allergische Erkrankungen der Haut, insbesondere für Neurodermitis (Milchschorf), von Bedeutung sind.

Die verschiedenen Milbenarten

- Dermatophagoides (D.) pterinyssinus (Hausstaubmilbe)
  besonders häufig im Sofa-, Schlafzimmerstaub, ca. 85 % aller Hausstaubmilben in Deutschland

- D. farinae (amerikanische Hausstaubmilbe)
  in Deutschland ca. 15 % aller Hausstaubmilben, in den USA häufigste Hausstaubmilbe

- Acarus siro (Mehlmilbe)
  in Ställen, Getreidemehlen, verstärkt im Herbst

- D. microceras: im Bett-, Sofa- und Schlafzimmerstaub; selten
- Tyrophagus putrescentiae (Speisemilbe)
- Lepidoglyphus destructor (Heumilbe)
- Glycophagus domesticus (Hausmilbe aus der Familie der Vorratsmilben)

Hier fühlen Hausstaubmilben sich wohl

Hausstaubmilben findet man überall dort, wo sie günstige Lebensbedingungen antreffen. Ihre Nahrung aus menschlichen und tierischen Schuppen steckt vor allem im Staub von Betten, Matratzen, Polstermöbeln, Gardinen, Teppichen und Stofftieren. Erhöhte Luftfeuchtigkeit begünstigt das Wachstum von Milben. Daher bevorzugen sie Schlafzimmermatratzen, die ihnen durch die Körperwärme und das Schwitzen der Schläfer ein optimales Mikroklima bieten.

Die Milbenbelastung ist von Haushalt zu Haushalt unterschiedlich und hängt im Wesentlichen von der Feuchtigkeit, Temperatur sowie Belüftung und Einrichtung der Wohnung ab. Klimatische Verhältnisse tragen zusätzlich zur Hausstaubmilbenkonzentration bei. Das Risiko einer Allergieentwicklung erhöht sich ab 100 Hausstaubmilben pro Gramm Staub.

Durch einen Färbetest können Sie feststellen, wie hoch die Hausstaubmilbenkonzentration an verschiedenen Stellen Ihrer Wohnung (z.B. in Ihren Polstermöbeln) ist. Dieser Test (Acarex®) ist in jeder Apotheke erhältlich.

Praxistipps

Was Sie bei einer Hausstaubmilbenallergie tun sollten

- Tauschen Sie Polstermöbel und Stoffgardinen durch glatte, leicht zu reinigende Leder- oder Kunstledermöbel und Kunststoffrollos aus.
- Bettdecken, Kissen und andere Textilien sollten bei mindestens 60 °C waschbar sein. Ziehen Sie Kunstfaserfüllungen jeglichen organischen Materialien wie z. B. Enten- oder Gänsedaunen vor.
- Verzichten Sie auf Pflanzen und Luftbefeuchter, insbesondere im Schlafzimmer.
- Lassen Sie Haustiere nicht in Ihr Schlafzimmer, weil dadurch die Milbenkonzentration weiter erhöht wird.
- Kämmen und bürsten Sie sich nicht im Schlafzimmer, um die Nahrungsquelle (Haare und Hautschuppen) dort nicht zu erhöhen.
- Matratzen aus Rosshaar oder Rohbaumwolle (Futons) sind beliebte Quartiere für Hausstaubmilben. Vorzuziehen sind Matratzen aus Schaumstoff oder Latex, vorausgesetzt, dass keine Latexallergie besteht.
- Verzichten Sie unbedingt auf langflorige Teppiche, vor allem aus Naturmaterialien (Schafwolle).
- Offene Bücher- und Musikregale sind klassische Staubfänger und sollten daher nicht im Schlafzimmer aufgestellt werden.
- Schaffen Sie Stofftiere ab oder waschen Sie diese regelmäßig bei über 60 Grad. Alternativ können Stofftiere auch für 24 Stunden in die Gefriertruhe gelegt werden: Hausstaubmilben sterben bei diesen Temperaturen ab.
- Alle Bodenflächen sollten glatt (z. B. PVC, versiegeltes Holz oder Keramikfliesen) und nass wischbar sein. Vermeiden Sie Staub auf diesen Böden.
- Verwenden Sie einen Staubsauger mit Mikrofilter.
- Eine Erhöhung der Hausstaubmilbenkonzentration und ihrer allergisierenden Ausscheidungsprodukte lässt sich vermeiden, indem Sie – so weit wie möglich – auf so genannte »Staubfänger« verzichten.

Die genannten vorbeugenden Maßnahmen sollten insbesondere im Schlafzimmer konsequent durchgeführt werden, weil wir hier die längste Zeit unseres Lebens verbringen.

Nach neueren Untersuchungen lässt sich durch Benutzung eines Lufttrockners (Verminderung der Luftfeuchtigkeit von 80 auf 50 %) eine deutliche Reduktion der Hausstaubmilbenkonzentration erzielen. Auch die Verwendung eines elektrischen Heizkissens unter der Bettdecke kann die Milbenbelastung erheblich senken.

Welche medizinischen Heil- und Hilfsmittel helfen

Im Handel werden spezielle, für Hausstaubmilben undurchlässige Zwischenbezüge für Kissen, Bettdecken und Matratzen angeboten. Diese Überzüge (Encasings) sind äußerst wirksam. Sie lassen sich auch auskochen. Die Poren sind so klein (< oder = 0,5 μm), dass die Hausstaubmilben nicht hindurchpassen. Beim Einkauf muss darauf geachtet werden, dass der Bezug luft- und wasserdampfdurchlässig ist, um vermehrtes Schwitzen bzw. eine Verschlechterung des Schlafkomforts zu vermeiden. Ein geeignetes Produkt sind die Matratzenzwischenbezüge Allergocover® vom Hersteller Allergopharma aus einem luftdurchlässigen Polyestermikrofasergewebe.

Die Bettbezüge können auf Kassenrezept verordnet werden, sofern eine schwere Hausstaubmilbenallergie nachgewiesen wurde. Sie gelten dabei als medizinische Heil- und Hilfsmittel, die das Arzneimittelbudget des Arztes nicht belasten. Die Wirksamkeit dieser Schutzmaßnahme ist ausgesprochen hoch und allgemein anerkannt. Die Verwendung von Encasings sollte jedoch nicht dazu führen, andere notwendige Verhaltensregeln und Sicherheitsvorkehrungen zur Vermeidung hoher Milbenbelastungen außer Acht zu lassen.

Daneben werden zur Milbenbeseitigung verschiedene chemische Reinigungsmittel, so genannte Akaroside wie Tannin und Akarizid (Acarosan®), angeboten. Ihr Nachteil liegt in der inhalativen Belastung durch die Chemikalien, sodass aus unserer Sicht solche Reinigungsprodukte nicht empfehlenswert sind (siehe Kasten Seite 133).

Stechende Insekten

Hierzulande sind vor allem Bienen und Wespen sowie Hummeln und Hornissen von Bedeutung. Zwischen den Giften von Wespen und Hornissen besteht eine Kreuzreaktivität: Wer auf Wespenstiche allergisch reagiert, entwickelt auch allergische Reaktionen auf Hornissen. Patienten mit einer Allergie auf stechende Insekten reagieren häufig nicht nur mit Asthma, sondern auch mit lokalen Schwellungen (z. B. im Hals-, Rachen- und Kehlkopfbereich), was zu einer erschwerten Atmung und Erstickungsgefühl führen kann. Außerdem können Kreislaufreaktionen bis

Was hilft am besten gegen Milben?

Diese Übersicht zeigt Ihnen, wie Erfolg versprechend die verschiedenen Möglichkeiten der Milbensanierung sind.

Zeichenerklärung: – nicht wirksam, + bedingt wirksam, ++ wirksam, (+) positive wie negative Studien

Maßnahme	Erfolg
• intensives Staubsaugen	–
• Entfernung von Teppichen, Sofas, Vorhängen etc.	+
• regelmäßiges Waschen der Betten bei über 55 °C mindestens 1 Stunde	++
• chemische Reinigung	(+)
• Wasserbett, Schaumstoff-/Latexmatratze	(+)
• elektrische Heizdecke bzw. Heizkissen	++
• milbendichte Matratzenüberzüge (Encasings)	++
• Senkung von Raumtemperatur und Luftfeuchtigkeit	(+)
• Raumluftfiltersystem	–
• Ionisatoren	–
• flüssiger Stickstoff	(+)
• Tanninsäure	+
• Benzoylbenzoat	(+)
• Tanninsäure in Kombination mit Akarizid	(+)

(Quellen u. a.: WHO-Report 1989, McDonald 1993, Collof 1992, Wahn 1995, Watanabe 1995, Olsen 1996, Kroidl 1998)

hin zum Kreislaufkollaps auftreten. Das Risiko einer tödlichen allergischen Schockreaktion (anaphylaktischer Schock) ist besonders bei älteren Patienten erhöht.

Die beste Maßnahme bei Bienen- oder Wespenstichallergie ist die Hyposensibilisierung (s. S. 114 ff.), die in 95 % aller Fälle zu einem lebenslangen Schutz führt (siehe Praxistipps Kasten S. 134).

Schimmelpilze

Schimmelpilze sind mikroskopisch kleine Pflanzen, die im Gegensatz zu grünen Blattpflanzen kein Chlorophyll enthalten. Sie benötigen pflanzliches oder tierisches Material als Nahrung. Ihre ökologische Bedeutung

---

Praxistipps

So beugen Sie Insektenstichen vor

- Vermeiden Sie schnelle und hektische Bewegungen, wenn stechende Insekten in Ihrer Nähe sind.
- Bei vorhandener Allergie sollten Sie einen Bogen um Blumen, Früchte, Insektennester, Abfallkörbe, Mülleimer etc. machen.
- Laufen Sie nicht barfuß über Wiesen.
- Bringen Sie Fliegengitter an den Fenstern Ihrer Wohnung an und lüften Sie erst nach Einbruch der Dunkelheit.
- Verzichten Sie auf alle Düfte, die Insekten anlocken könnten.
- Sind Sie gestochen worden, so versuchen Sie, den Stachel sofort zu entfernen.

---

erklärt sich daher, dass sie aus organischen Abfallprodukten Humus bilden. Sie bestehen aus einem Flechtwerk von Pilzfäden, die in großen Mengen Sporen produzieren. Diese Sporen werden über die Luft verbreitet. Durch das Einatmen dieser Sporen können allergische Reaktionen der Bronchien und Lungenbläschen sowie Pilzinfektionen der Lunge hervorgerufen werden.

Eine hohe Luftfeuchtigkeit ist Voraussetzung für das Wachstum von Schimmelpilzen. Dies erklärt, warum in warmen, feuchten Regionen oder schlecht belüfteten Räumen vermehrt Schimmelpilze auftreten. Schlecht gewartete Klimaanlagen können zusätzlich die Verteilung von Schimmelpilzsporen begünstigen.

Allergien gegen Schimmelpilze treten häufiger bei Kindern als bei Erwachsenen auf. In bestimmten Wirtschaftszweigen, etwa bei der Herstellung von Käse, Wein und Brot, kann es zu berufsbedingten Schimmelpilzallergien kommen.

Der schwierige Weg zur Diagnose

Schimmelpilze sind besonders artenreich. Eine Kreuzreaktivität liegt meist nicht vor, sodass bei Verdacht auf eine Allergie viele einzelne Schimmelpilze ausgetestet werden müssen. Die Hauttests fallen oft nur schwach positiv aus und decken sich häufig nur in geringem Maß mit den sonstigen allergischen Suchtests einschließlich der Bestimmung der spezifischen Immunglobuline (IgE) im Blut.

Wie macht sich Schimmelpilzbefall bemerkbar?

Das Wachstum von Schimmelpilzen im Wohnbereich ist meist nur schwer nachweisbar. Sie sind oft nicht aufzufinden, etwa weil sie sich hinter feuchten Tapeten oder in Pflanzenerde verstecken. Schimmelpilzfäden und -sporen sind oft an einem weißlichen oder gräulichen Belag (z. B. auf Lebensmitteln, feuchten Wänden, Fußböden und Decken) zu erkennen, besonders in feuchter Umgebung. Auch an den Außenwänden kommen sie vor. In alten Häusern stecken sie hinter Holzvertäfelungen, im Badezimmer, in vermoderten Pflanzen, Bäumen und Blumenerde. Ideale Lebensbedingungen finden sie auch in feuchten Kellern, Stallungen und Komposthaufen. Dieser sollte daher nicht zu nahe an den Fenstern Ihres Hauses stehen.

● **Tab. 10: Schimmelpilze bei Asthma: Sporenflugzeit**

Januar (1) bis Dezember (12)	+++	++
Alternaria	(7–8)	(6)
Aspergillus	(11–2)	(3–10)
Botrytis	(5–8)	(9–4)
Cladosporium	(6–8)	(5+9)
Fusarium	(6–10)	(11–5)
Mucor	(6–11)	(12–5)
Penicillium	(10–2)	(3–9)

Sporenmenge deutlich erhöht: +++; mittelgradig erhöht: ++

Praxistipps

Was Sie gegen Schimmelpilze tun können

- Heizen Sie alle Zimmer, insbesondere in den Wintermonaten. Lüften Sie etwa dreimal täglich für 15 Minuten alle Zimmer, indem Sie die Fenster weit öffnen. Diese Stoßlüftung erhöht im Gegensatz zu oft lange gekippten Fenstern nicht die Heizkosten.
- Vermeiden Sie jegliche zusätzliche Luftbefeuchtung. Trocknen Sie keine Wäsche im Wohnbereich.
- Verzichten Sie auf Hydrokulturen in Ihrer Wohnung, sie bieten ideale Nährbedingungen für Schimmelpilze.
- Langfristig erzielen Sie durch Austrocknen jeglicher von Schimmelpilzen befallenen Stellen in den Wohnräumen und Kellern den besten Schutz vor neuerlichem Befall.

Die im Haushalt vorkommenden Schimmelpilze sind überwiegend im Frühjahr und Herbst, die in der Natur vorkommenden von Juni bis September anzutreffen. Besonders in gut isolierten Wohnungen und Häusern mit Doppelverglasung ist der Luftaustausch vermindert und die relative Luftfeuchtigkeit ist zu hoch. Bei mangelhaftem Lüften bietet dies den idealen Nährboden für das Wachstum von Schimmelpilzen. In weniger gut isolierten Wohnungen kann es zur Entstehung von feuchten Ecken und Nischen durch Kondenswasserbildung kommen. Auch diese Stellen bieten Schimmelpilzen gute Wachstumsbedingungen.

Nahrungsmittel und Nahrungsmittelzusatzstoffe

Die Eiweiße in Nahrungsmitteln werden durch die Enzyme des Magens, der Leber und der Bauchspeicheldrüse verdaut, also in ihre Einzelbestandteile zerlegt. Dadurch werden die Menge allergisierender Substanzen und die Möglichkeit allergischer Reaktionen im Darmtrakt reduziert, zumal zusätzliche immunologische Abwehrmechanismen der Darmschleimhaut schützend wirken. Eine Nahrungsmittelallergie führt zu einer entzündlich-allergischen Reaktion der Magen- und Darmschleimhaut sowie eventuell auch der Mund- und Rachenschleimhaut.

Warum einige Personen eine Nahrungsmittelallergie entwickeln, ist unbekannt. Es wird vermutet, dass sie bereits in den ersten Lebensmonaten durch verstärkte Allergenexposition ausgelöst werden kann. Eine Nahrungsmittelallergie kann zu Asthmabeschwerden führen, wenn der allergische Prozess auf die Bronchialschleimhäute übergreift. Das ist allerdings eher selten.

Die Entstehungsmechanismen der Nahrungsmittelallergie sind noch relativ wenig bekannt. Es werden ähnliche allergische Mechanismen wie an den Schleimhäuten der Atemwege und der Nase vermutet. Die Magen-Darm-Schleimhaut stellt eine wichtige Grenze zwischen Innen- und Außenwelt des menschlichen Körpers dar: Einerseits erfolgt hier die Aufnahme aller Nährstoffe einschließlich Vitaminen und Spurenelementen, andererseits muss der Körper vor giftigen Stoffen oder krankhaften Erregern geschützt werden. Dies geschieht durch komplexe Resorptionsvorgänge und Transportmechanismen, durch Verdauungsvorgänge über Enzyme sowie mechanische und immunologische Barrieren.

Vor allem wenn Sie an einer Pollenallergie leiden, sollten Sie daran denken, dass zusätzlich eine Nahrungsmittelallergie vorliegen könnte. Nahrungsmittelbedingte Atembeschwerden beruhen auf verschiedenen kom-

---

Übersicht

Die häufigsten Nahrungsmittelallergene

- **aus Pilzen**
Hefe (Bäckerhefen, Bierhefen)

- **aus Pflanzen**
Nüsse, Samen: Haselnuss, Walnuss, Mandel, Paranuss, Erdnuss, Sesam, Mohn
Stein- und Kernobst: Apfel, Birne, Pfirsich, Kirsche, Kiwi
weitere Früchte: Zitrusfrüchte, Erdbeere, Beerenfrüchte, Banane
Gemüse: Sellerie, Fenchel, Karotte, Kohl, Paprika, Tomate, Kohlgemüse, Spargel
Hülsenfrüchte: Erbse, Bohne, Sojabohne
Gewürze und Kräuter: Anis, Kamille, Fenchelsamen, Sellerie, Dill, Koriander, Kümmel, Pfefferminz, Schnittlauch, Pfeffer, Kurkuma, Thymian, Salbei, Basilikum, Liebstöckel, Zitronenmelisse, Soja
Getreide: Weizen, Mais etc.

- **aus Tieren**
Fisch, Schalentiere, Hühnerei
Milchprodukte: Casein, Alpha-Lactatalbumin, β-Lactoglobulin
Fleisch: Rind, Schwein, Hammel, Wild, Geflügel

---

plizierten allergischen Reaktionen, die nicht nur durch Antikörper der Immunglobuline E (IgE), sondern auch durch andere Eiweiße (IgG) und zellgebundene Reaktionen hervorgerufen werden können.

Die Symptome einer Nahrungsmittelallergie

Typische Beschwerden treten in bestimmten Zeitabständen nach dem Essen oder Trinken auf. Betroffene klagen über eine Schwellung der Lippen, Gaumenjucken, Kratzen im Hals und ein trockenes Gefühl an den Schleimhäuten im Mund-Rachen-Bereich. Manchmal kommt es zu Nesselfieber (s. S. 59), Hautausschlag, Augenjucken, Schwellung der Augenlider, Migräne, Kopf- und Gelenkschmerzen sowie Übelkeit, Durchfall, Blähungen, Erbrechen und Bauchschmerzen, seltener auch zu Asthmabeschwerden.

Welche Nahrungsmittel besonders allergen sind

Häufige Auslöser einer Nahrungsmittelallergie sind bestimmte Obstsorten, Getreidemehle und Fischeiweiß. Im Säuglings- und Kindesalter sind

Allergien gegen Milcheiweiße (insbesondere Beta-Lactoglobulin und Casein), gegen Ei, Fisch, eventuell Sojaproteine und Hülsenfrüchte häufiger als im Erwachsenenalter.

Testverfahren zur Diagnosestellung

In den meisten Fällen ist eine Nahrungsmittelallergie leicht erkennbar. Die Beschwerden treten grundsätzlich nach dem Genuss bestimmter Nahrungsmittel auf.

Schwieriger ist es, das Nahrungsmittel oder den verantwortlichen Nahrungsmittelzusatzstoff zu identifizieren. Eine Möglichkeit ist die Durchführung einer **Suchdiät**. Man erhält dabei eine Kost, bei der entweder die verdächtigen Stoffe nacheinander weggelassen werden (**Eliminationsdiät**), oder eine Diät, bei der täglich neue Lebensmittelgruppen nach vorhergehender allergenarmer Diät hinzugefügt werden (**Additionsdiät**). Hier werden z. B. über einen Zeitraum von 3 Tagen nur ganz wenige Nahrungsmittel (z. B. Reis und Mineralwasser) aufgenommen und dann einzelne Nahrungsmittelgruppen nacheinander der Diät hinzugefügt. Auch eine **Provokationsdiät** ist manchmal sinnvoll: Dabei werden verdächtige Stoffe einzeln zugesetzt, wofür ein Beobachtungszeitraum von 72 Stunden notwendig ist.

Der Hautallergietest liefert nicht immer zuverlässige Ergebnisse bezüglich einer Nahrungsmittelallergie. Der Test kann falsch positiv oder falsch negativ (s. S. 57) sein. Die Diagnosestellung lässt sich allerdings durch den RAST-Test verbessern, bei dem Antikörper (spezifisches IgE) im Blut auf die verdächtigen Nahrungsmittel untersucht werden (s. S. 58, Klarheit durch den RAST-Test).

Unverträglichkeit von Zusatzstoffen: Die Pseudoallergie

Auch Konservierungsstoffe und Farbstoffe in Lebensmitteln können allergische oder der Allergie ähnliche Reaktionen hervorrufen. Man spricht dann von einer Pseudoallergie (s. S. 152), wenn die Unverträglichkeitsreaktion nur scheinbar auf einer Allergie beruht. Hier versucht man zunächst, durch eine Diät, die frei von Zusatzstoffen ist, die Ursache der Unverträglichkeit herauszufinden – eine Detektivarbeit, die leider nicht immer erfolgreich ist.

Ein typisches Beispiel für eine Pseudoallergie auf Zusatzstoffe sind die Reaktionen auf die Schwefelverbindungen (Sulfite mit Entwicklung eines Sulfit-Asthmas) z. B. in Wein, Zitronenlimonade, Fertiggerichten und Obstkonserven. Sulfite werden zur Konservierung von Lebensmitteln

(z. B. Krabben und getrockneten Früchten) verwendet. Sulfit-Asthma wird bei weniger als 5 % der Asthmatiker beobachtet. Betroffen sind typischerweise Patienten mit non-allergischem (endogenem) Asthma. Die häufigsten Auslöser einer Pseudoallergie sind biogene Amine, Zusatzstoffe (Disulfite, Benzoesäure, Sorbinsäure etc., s. unten) und Acetylsalicylsäure. Der Wirkstoff von Aspirin® kommt auch auf natürliche Weise in Nahrungsmitteln vor.

Disulfitgehalt in Nahrungsmitteln

Produkt	Disulfitgehalt
Weißwein	300 mg/l
Bier	40 mg/l
Trockenobst	2 000 mg/l
Baumnüsse	1 000 mg/kg
Ei und Eiprodukte	500 mg/kg
Tafelsenf	500 mg/kg
Konditorei- und Zuckerwaren	500 mg/kg
Trockengemüse	500 mg/kg
Sauerkraut, Meerrettich	500 mg/kg
Brotaufstrich	500 mg/kg
Gemüse, eingelegt	500 mg/kg
Kartoffelprodukte	200 mg/kg
Kartoffel	80 mg/kg
Fruchtsäfte	80 mg/kg

Die folgenden Tabellen zeigen Ihnen die wichtigsten Nahrungs- und Konservierungsmittel sowie Farbstoffe, die **pseudoallergische Reaktionen** auslösen können.

Typische Auslöser von Pseudoallergien (Nahrungsmittel)

Nahrungsmittel mit hohem Gehalt an biogenen Aminen
Sauerkraut, Erdbeere, Tomate, Wein (Histamin), bestimmte Bananensorten (Serotonin), bestimmte Käsesorten, Schokolade (Tyramin)

Nahrungsmittelzusatzstoffe
Benzoesäure, Sorbinsäure, Salizylate, der Geschmacksverstärker Glutamat, der Farbstoff Tartrazin

Nahrungsmittel, die Acetylsalicylsäure (ASS) enthalten

verbotene Nahrungsmittel	*vorsichtig zu genießende Nahrungsmittel*	*erlaubte Nahrungsmittel*
Sultanine, Rosine	Orange, Ananas	Gemüse
Himbeere	Erdbeere, Weintraube	Fleisch
Johannisbeere	Rhabarber, Kirsche	Geflügel
(rot, schwarz)	Pfirsich, Grapefruit	Ei
Dattel (getrocknet)	Banane, Mandel	Fisch
Blaubeere, Aprikose	Erbse, Curry	Getreide
Preiselbeere	Paprika (scharf), Oregano	Milchprodukte
Brombeere	Worcester-Sauce, Senf	Kartoffel
	Tomatenmark	
	Ketchup, Essig	

Lebensmittelzusatzstoffe (Additiva), Beispiele:

Tartrazin (E 102):	gelber Lebensmittelfarbstoff (z. B. in Süßwaren)
Patenblau (E 131):	blauer Lebensmittelfarbstoff (z. B. in Getränken, Ostereiern, Süßwaren)
Natriumglutamat (E 621):	Geschmacksverstärker und Kochsalzersatz (z. B. in Fleischwaren)
Saccharin/Aspartam:	Zuckeraustauschstoffe (z. B. in diätetischen Lebensmitteln, Essig, Limonaden)
Sorbinsäure (E 200):	Konservierungsmittel (z. B. in Halbfettmargarine, Fischerzeugnissen)
Benzoesäure (E 210):	Konservierungsmittel (z. B. in Sauerkonserven, Gemüseerzeugnissen)
Schwefeldioxid (E 220):	Konservierungs- und Antioxidationsmittel (z. B. in Meerrettich, Trockenfrüchten)
Natriumsulfit (E 221) und -disulfit (E 223):	Konservierungs- und Antioxidationsmittel (z. B. in Wein)
Ameisensäure (E 236)/ Natriumformiat (E 237):	Konservierungsstoffe (z. B. in Fischerzeugnissen, Obstsäften)
Natriumdiphosphat (E 450):	Stabilisator, Schmelzsalz, Säureregulator (z. B. in Kondensmilch, Schmelzkäse, Fisch- und Fleischerzeugnissen, Backwaren)

Spezielle Atemtechniken und Atemgymnastik

Auf den folgenden Seiten lernen Sie Körperstellungen kennen, die Ihnen das Atmen erleichtern. Auch verschiedene Atemübungen helfen Ihnen weiter. Einige typische atemgymnastische Übungen verbessern die Atmung durch eine Stärkung der Atemmuskulatur. Sie können Ihnen gegen erhöhte Widerstände in den Bronchien helfen, ersetzen jedoch nicht die medikamentöse Therapie.

Körperstellungen, die das Atmen erleichtern

▶ Seitenlage (Bett, Liege, Couch)
- Der Körper ruht auf einer mäßig erhöhten Unterlage (z.B. Kissen, verstellbares Kopfteil des Bettes etc.)
- Wählen Sie eine bequeme Lage für Arme und Beine: »Kutschersitz« (Bettkante, Stuhl)

▶ Kutschersitz
Setzen Sie sich auf den vorderen Teil der Sitzfläche eines Stuhls oder auf die Bettkante. Die Oberschenkel sollten weitgehend frei sein.

- Stützen Sie die Unterarme auf die etwas gespreizten Oberschenkel.

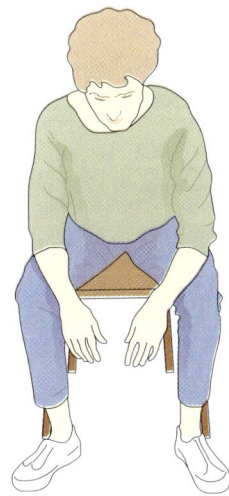

Übung 1

▶ »Reitsitz«

- Setzen Sie sich rittlings auf einen Stuhl.
- Halten Sie den Rücken möglichst gerade.
- Stützen Sie die Unterarme auf der Rückenlehne ab.

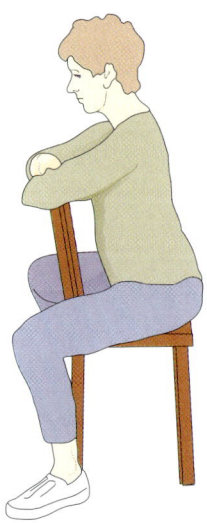

Übung 2

▶ Entspannter Sitz am Tisch

- Setzen Sie sich an einen Tisch.
- Betten Sie Ihren Kopf auf ein auf dem Tisch liegendes Kopfkissen.
- Winkeln Sie die Arme an.
- Halten Sie den Rücken gerade, das Körpergewicht wird von Armen und Schultern getragen.

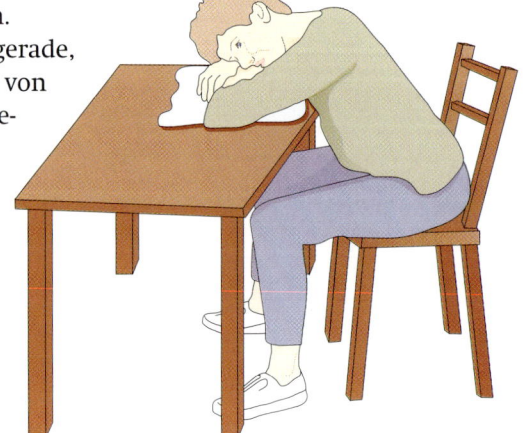

Übung 3

▶ »Strecksitz«

- Setzen Sie sich mit aufgerichtetem Oberkörper »gestreckt« auf einen Stuhl.
- Falten Sie die Hände im Nacken.

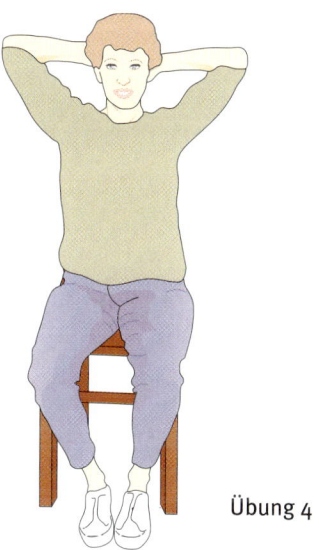

Übung 4

▶ »Gebeugter Stand«

- Stellen Sie sich hin.
- Legen Sie Ihre Hände kurz über den Knien auf die Oberschenkel.
- Die Finger können Sie nach innen abstützen.

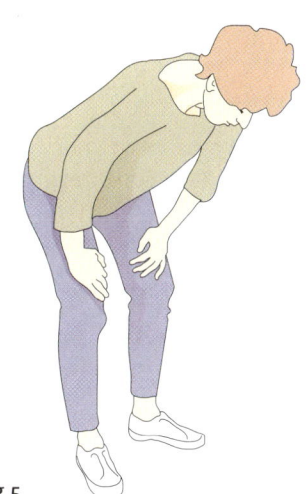

Übung 5

▶ **Abstützen im Stehen (an einer Wand, einem Baum etc.)**

- Lehnen Sie sich locker an eine Wand und stützen Sie Ihre Hände auf den Oberschenkeln ab.
- Atmen Sie ein und halten Sie die Luft kurz an.

Diese Haltung führt nach starker körperlicher Belastung, vor allem in Verbindung mit der Lippenbremse, zu einer raschen Besserung der Atembeschwerden.

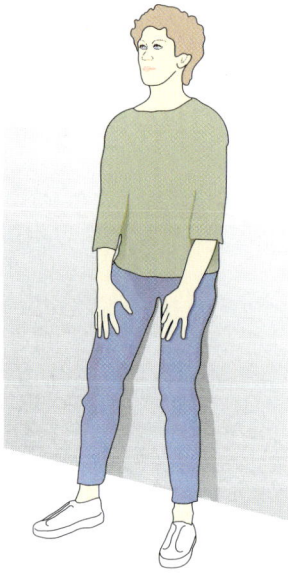

Übung 6

Atemübungen bei Asthmabeschwerden

Bei starken Asthmabeschwerden entstehen Angstgefühle. Die Folge ist eine Erhöhung der Atemfrequenz (Hecheln). Die Atemmuskeln werden verstärkt eingesetzt. Der Atemwegswiderstand steigt, die Atemnot nimmt zu. Die folgenden Entspannungstechniken helfen Ihnen, diesen Teufelskreis zu durchbrechen. Das Ziel ist eine ruhige, tiefe Bauchatmung, um das Bronchialsystem zu stabilisieren.

▶ **Rückenlage**
- Sie liegen bequem in Rückenlage, die Hände flach auf dem Bauch.
- Mit geschlossenen Augen konzentrieren Sie sich auf die Atembewegungen des Bauches und atmen in den Bauch hinein.

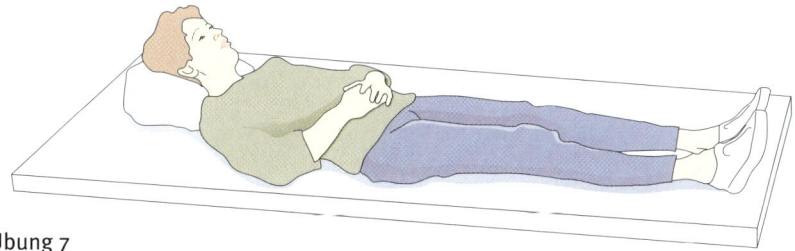

Übung 7

▶ Dreh-Dehnlage

- Sie legen sich auf eine Seite und winkeln das obere Bein leicht an.
- Der obere Arm liegt hinter dem Kopf.
- Drehen Sie jetzt langsam den Oberkörper so weit wie möglich nach hinten, ohne die Position der Beine zu verändern.
- Verharren Sie einige Sekunden in dieser Lage und atmen Sie in den Bauch hinein.
- Anschließend die Übung auf der anderen Seite wiederholen.

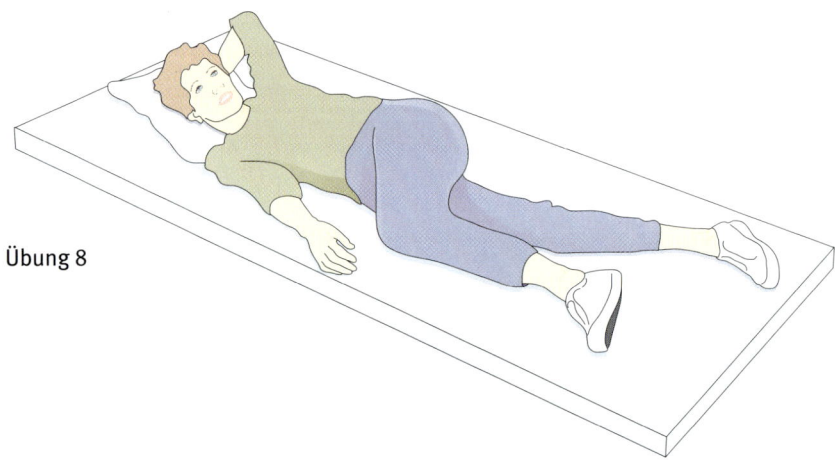

Übung 8

▶ Aufrechter Sitz

- Setzen Sie sich aufrecht auf einen Stuhl.
- Schließen Sie die Augen.
- Legen Sie die Hände locker auf Ihren Bauch.
- Erfühlen Sie nun die Atembewegungen des Bauches mit den Händen.

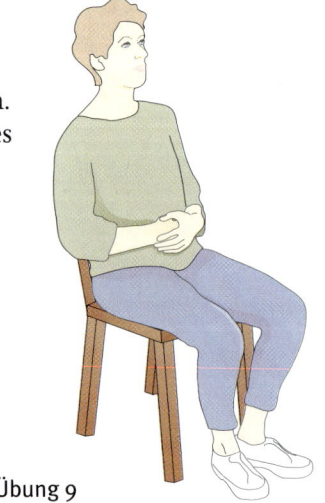

Übung 9

Ausatmen mit Lippenbremse

Mit dieser Technik verhindern Sie das Zusammenfallen der erschlafften Atemwege. Der Atemwiderstand wird herabgesetzt und die Ausatmung erleichtert. Diese Übung ist besonders bei zusätzlichem Lungenemphysem zu empfehlen.

- Legen Sie die Lippen beim Ausatmen so übereinander, dass die Luft nur durch einen schmalen Spalt entweichen kann.
- Die Wangen sollten Sie nur leicht blähen. Nicht dabei pressen!

Einatmen und kurzzeitig die Luft anhalten

Diese Technik dient der Erweiterung der Atemwege. Zusätzlich wird der Atemnot entgegengewirkt, da es durch die Dehnung der elastischen Atemwege beim anschließenden Ausatmen zu einem »Zurückschnellen« der Bronchien kommt. So wird der sonst passiv ablaufende Vorgang der Ausatmung verstärkt.

- Atmen Sie betont langsam und tief ein.
- Halten Sie anschließend die Luft für einige Sekunden an.

Atemübungen beim Hustenanfall

Atmen Sie bewusst langsam und tief, so lange, bis Sie den Schleim im Bereich des Kehlkopfes spüren. Husten Sie ihn dann mit möglichst 1–2 Hustenstößen ab.

Um zu verhindern, dass sich die Bronchien während eines Hustenstoßes zu stark verengen, husten Sie mit geschlossenen Lippen oder gegen den Widerstand Ihrer Hand, die Sie direkt vor den Mund halten.

Bei Reizhusten ist es hilfreich, etwas Speichel zu schlucken oder die Luft kurzzeitig anzuhalten, um dann oberflächlich weiter zu atmen. Bei starkem Reizhusten können Sie auch mit geschlossenen Lippen bzw. gegen Ihre vorgehaltene Hand husten.

Atemgymnastik

Die folgenden Übungen kräftigen Ihre Atemmuskulatur.

▶ **Drehen des Oberkörpers**
- Stellen Sie sich mit gegrätschten Beinen hin.
- Strecken Sie Ihre Arme in Schulterhöhe locker zur Seite.
- Nun drehen Sie den Oberkörper erst nach rechts, dann nach links; den Kopf dabei nach vorn richten.
- Atmen Sie ruhig und langsam, gegebenenfalls mit der Lippenbremse (s. S. 29).

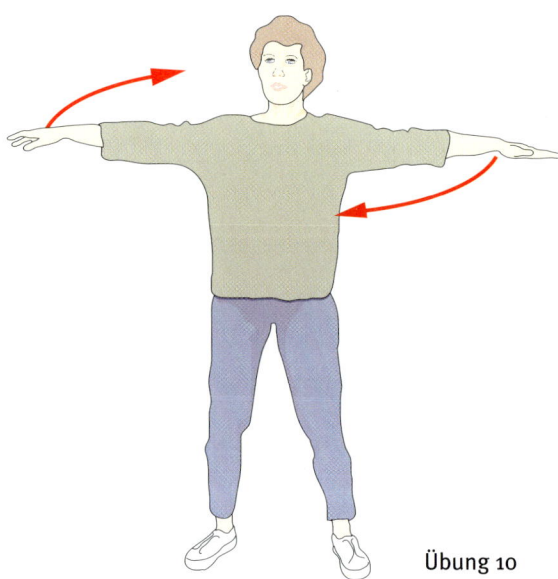

Übung 10

▶ **Rückenübung**

Diese Übung hilft Ihnen, zähen Schleim besser abzuatmen.

- Frottieren Sie mit dem Handtuch Ihren Rücken, wichtig sind zwei Geschwindigkeiten.
- Arbeiten Sie zunächst schnell mehrmals beidseitig.
- Anschließend langsam mit bewusst langsamer Ausatmung.
- Führen Sie diese Übung atemsynchron aus: beim *Hoch*ziehen der Arme *einatmen*, beim *Herab*ziehen *ausatmen*.

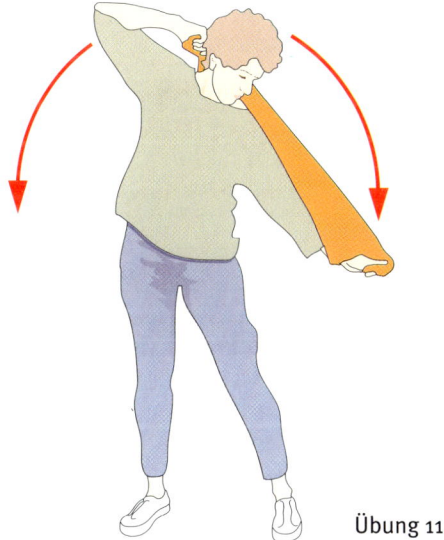

Übung 11

▶ **Seitbeugen**
- Stellen Sie sich mit gegrätschten Beinen hin.
- Beugen Sie den Oberkörper nach vorn, indem Sie in der Hüfte abknicken.
- Strecken Sie die Arme über den Kopf.
- Richten Sie sich wieder auf und beugen Sie sich erneut nach vorn, so weit wie möglich.
- Wiederholen Sie diese Übung einige Male.

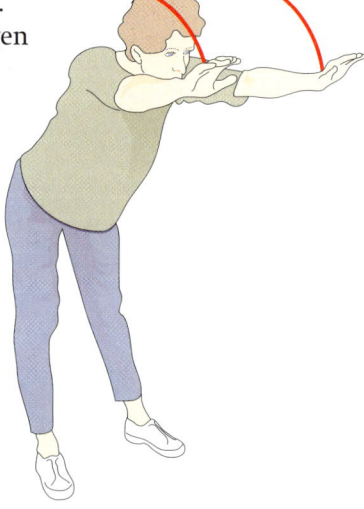

Übung 12

Mit Yoga kontra Asthmabeschwerden

Yoga beruht auf einer jahrtausendealten indischen Philosophie und Wissenschaft. Sie geht davon aus, dass der Mensch zwei Pole hat, die als Shiva (Bewusstsein) und Shakti (Schöpfungskraft, Natur, Gefühl) bezeichnet werden. Yoga heißt übersetzt so viel wie »verbinden« bzw. »sich mit seinem höheren Selbst verbinden«. Die Dualität der beiden Pole soll aufgehoben und so Körper, Geist und Seele miteinander vereint werden.

Im Lauf der Zeit entwickelten sich in Indien verschiedene Formen wie Bhakti-, Karma-, Raja- und Hatha-Yoga.

Hatha-Yoga beruht auf meditativen Übungen sowie langsamen Körperbewegungen (Asanas) und Atemübungen im Wechsel, um seelische und körperliche Entspannung und (als Endziel) Erleuchtung zu erlangen.

Kundalini-Yoga leitet sich von Kundalini – der »Schöpfungskraft des Bewusstseins« – ab, die beide Pole in sich vereint. Wesentlicher Bestandteil sind Atemübungen sowohl mit dem Zwerchfell als auch mit der Atemhilfsmuskulatur.

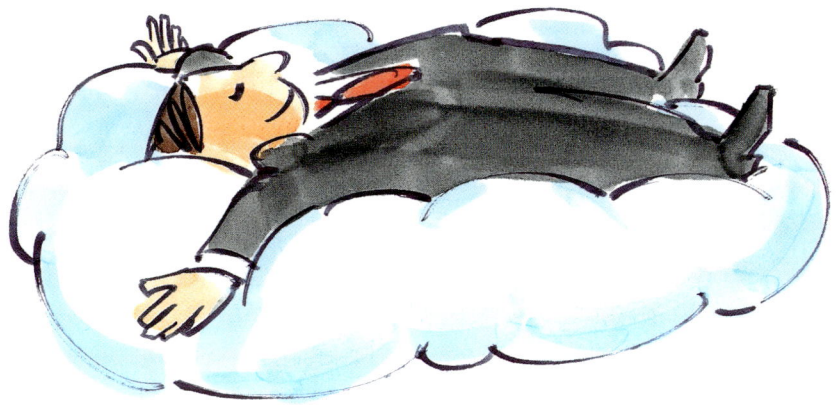

Kundalini- und Hatha-Yoga sind bei Asthma als begleitende Therapie sehr geeignet. Um die Übungen zu erlernen, sollten Sie einen qualifizierten Kurs besuchen. Informieren Sie sich beispielsweise bei Ihrer örtlichen Volkshochschule (s. a. S. 163, Adressen die weiterhelfen).

Das Immunsystem stärken

Da sich das Asthma bei akuten und insbesondere bei viralen Infekten der Atemwege häufig verschlechtert, ist der Wunsch nach Stärkung der Körperabwehr verständlich. Leider sind diesen Bemühungen heute noch Grenzen gesetzt. Zur Vorbeugung gehört eine gesunde, überwiegend vegetarische, fleischarme, jedoch fischreiche Ernährung. Die Einnahme von Vitaminen sowie Spurenelementen und Mineralien kann bei unzureichender Zufuhr durch die Nahrung unterstützend wirken. Sorgen Sie außerdem für genügend Bewegung und regelmäßiges körperliches Training.

Die vorschriftsmäßige, kontinuierliche Anwendung Ihrer antientzündlichen inhalativen Asthmatherapie fördert eine intakte Schleimhaut und hat somit eine zentrale Funktion in Ihrer Infektabwehr.

Für die Wintermonate empfiehlt sich eine Grippeschutzimpfung, die im Herbst erfolgen sollte. Möglicherweise ist auch eine Impfung gegen Lungenentzündung mit Pneumokokken ratsam, insbesondere dann, wenn schon häufiger Lungenentzündungen aufgetreten sind. Sprechen Sie mit Ihrem Arzt darüber.

Auch die Psyche ist wichtig für das Immunsystem. Lassen Sie sich nicht unnötig unter Druck setzen und vermeiden Sie bewusst jeglichen Stress. Er schwächt Ihr Immunsystem und kann Asthmasymptome verstärken. Bislang fehlen jedoch wissenschaftliche Beweise dafür, dass psychische Belastungen die Ursache von Asthma oder einer Allergie sein können.

Hilfe durch gezielte Ernährung

Es ist selbstverständlich, dass bei einer Nahrungsmittelallergie oder -unverträglichkeit (Pseudoallergie) die betreffenden Nahrungsmittel gemieden werden müssen. Ansonsten muss ein Asthmatiker auf nichts verzichten.

Generell empfiehlt sich – wie bei Nichtasthmatikern – eine ausgewogene, vitaminreiche, kalorienbewusste und fleischarme Ernährung. Auf drei Nährstoffe sollten Sie besonderen Wert legen:

Magnesium erfüllt vielfältige Aufgaben, etwa bei der Muskelarbeit und der Informationsübertragung von Nerven auf Muskeln. Ferner werden über 300 Steuerungssubstanzen (Enzyme) durch Magnesium aktiviert. Vermutet werden Hilfsfunktionen für Knochenaufbau und Infektabwehr. So sprechen wissenschaftliche Untersuchungen dafür, dass eine zu geringe Aufnahme von Magnesium und Selen (s. u.) die Allergiebereitschaft verstärken kann. Ein Magnesiumüberschuss ist bei Gesunden nicht zu befürchten. Lediglich bei Nierenerkrankungen oder Schilddrüsenüberfunktion kann es zu einer übermäßigen Erhöhung der Magnesiumwerte im Blut kommen. Sport und starkes Schwitzen lassen den Bedarf an Magnesium steigen.

Selen ist ein Spurenelement, ein lebenswichtiger Stoff, der nur in sehr geringer Menge benötigt wird. Es ist Bestandteil eines Enzyms, das unseren Körper vor zellschädigenden Sauerstoffprodukten (Radikalen) schützt. Durch die Verarbeitung von Lebensmitteln kann der Selengehalt reduziert werden. Andererseits ist bei Zufuhr von reinem Selen eine Vergiftung möglich, sodass auch hier der Grundsatz einer ausgewogenen obst- und gemüsereichen Ernährung gilt.

Zink Untersuchungen lassen vermuten, dass die kurzzeitige Einnahme von Zink die Dauer von Erkältungskrankheiten verkürzt und die Beschwerden lindert. Insbesondere ältere Menschen leiden häufiger an

Zinkmangel. Hinsichtlich der Nebenwirkungen und damit der Sicherheit dieser Therapie liegen bisher noch wenig Informationen vor.

Vitamin C sollten Sie sich in ausreichenden Mengen durch Obst und Gemüse gönnen, um die Infektabwehr zu stärken.

Zur Ruhe finden

Auch wenn Asthma bronchiale nicht durch psychische Erkrankungen verursacht wird, besteht kein Zweifel daran, dass seelische Belastungen, Stimmungsschwankungen und Stress den Verlauf erheblich verschlechtern können. Ausgeglichenheit und Entspannung dagegen verbessern die Asthmaprognose; ein ruhiger und fröhlicher Mensch wird weniger Mühe haben, sein Asthma zu kontrollieren.

Als Asthmatiker sollten Sie aktiv darauf hinwirken, innere Ruhe und Ausgeglichenheit zu finden. Dazu dienen regelmäßige Atem- und Entspannungsübungen ebenso wie regelmäßige sportliche Betätigung. Eine halbe Stunde Yoga nach dem Aufstehen und vor dem Schlafengehen können zur Harmonisierung Ihres Seelenlebens beitragen. Genügend Schlaf, der Verzicht auf Alkohol und Zigarettenrauch (auch passiv) und gesunde, überwiegend vegetarische Ernährung helfen nicht nur dem Körper, sondern verbessern auch Ihr seelisches Befinden.

Vergessen Sie nicht, sich auch in Ihrer Freizeit Ruheräume zu schaffen. Versuchen Sie, dem Fernsehen zu entfliehen. Lesen Sie vor dem Schlafengehen ein gutes Buch oder hören Sie Musik, die Sie entspannt. Bremsen Sie unnötige Aktivitäten und überprüfen Sie Ihre Tagesplanung, indem Sie Prioritäten setzen.

Bei sehr starken psychischen Belastungen oder bei extremen Verstimmungen sollte – in Rücksprache mit Ihrem Hausarzt – eine begleitende Psychotherapie erwogen werden.

Asthmaschulungen

Asthmaschulungen sind sehr hilfreich, weil Sie Ihre Kenntnisse bezüglich Asthmabehandlung und -kontrolle vertiefen. Schulungen werden bei Ihrem Hausarzt oder Lungenfacharzt sowie häufig auch im Rahmen von Kur- bzw. Rehabilitationsbehandlungen in der Klinik durchgeführt.

Was lernt man bei der Asthmaschulung?

Folgende Inhalte werden bei Asthmaschulungen vermittelt:

- Aufbau und Funktion der Lunge
- Aufklärung über Krankheitsmechanismen und Auslöser
- Körperselbstwahrnehmung
- Verhaltenstraining, Asthmasport und Atemübungen
- Gezielte Anwendung von Medikamenten
- Nebenwirkungen bestimmter Medikamente
- Unterscheidung zwischen Dauer- und Bedarfsmedikation
- Erkennen einer Asthmaverschlechterung und ihrer Auslöser
- Peak-Flow-Messung, Dokumentation von Symptomen und Medikamentenverbrauch (Asthma-Tagebuch)
- Selbsthilfemaßnahmen und Selbstmedikation
- Vorbeugende Maßnahmen
- Umgang mit emotionalen Auswirkungen

Leben mit Asthma

Asthma ist gewöhnlich eine chronische Erkrankung, die einer Dauerbe-handlung bedarf. Sofern die Medikamente in ausreichender Menge regel-mäßig eingenommen und Asthmaauslöser gemieden werden, treten die Asthmabeschwerden nur selten oder gar nicht mehr auf. Es lässt sich so-zusagen komfortabel mit der Erkrankung leben. Einschränkungen der täglichen Aktivitäten oder der allgemeinen Lebensqualität sind bei der Einhaltung vorbeugender Maßnahmen in der Regel nicht zu erwarten.

Asthma und Sport – verträgt sich das?

Regelmäßige sportliche Betätigung verbessert die Leistungsfähigkeit und Belastbarkeit in allen Lebensbereichen und stärkt das Vertrauen in den eigenen Körper. Auch dies ist ein Weg, Angst und Unsicherheit im Zu-sammenhang mit der Asthmaerkrankung abzubauen.

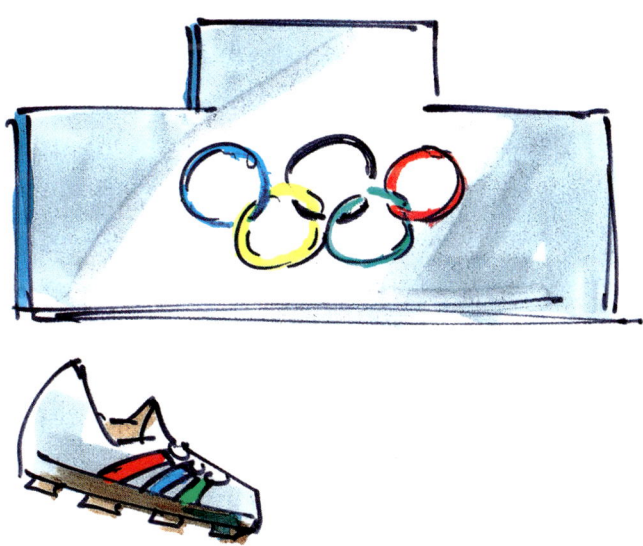

Deshalb ist sportliche Betätigung für Asthmatiker grundsätzlich empfehlenswert, solange eine stabile medikamentöse Einstellung gewährleistet ist. Der Sport sollte jedoch keine zu starke Reizung des Bronchialsystems auslösen. Schonend für die Bronchien sind alle Gymnastikformen, Schwimmen in warmem Wasser sowie leichtes Jogging und Radfahren. Achten Sie unbedingt darauf, dass Sie keine Allergene (z. B. beim Joggen durch Felder), Staub, Ozon, Autoabgase sowie starke Chlorgerüche einatmen. Auch stark gechlortes Wasser im Schwimmbad kann erhebliche Asthmabeschwerden auslösen. Wählen Sie Ihre Umgebung, in der Sie Sport treiben, sorgfältig aus. Achten Sie insbesondere auf die Temperatur und Luftfeuchtigkeit. Eine kalte, trockene, staubige Halle ist ebenso ungünstig wie eine feuchtwarme, schwüle oder rauchige Umgebung.

Ratsam ist auch die Teilnahme in Asthma- oder Lungensportgruppen, die von einigen Krankenkassen und niedergelassenen Ärzten in Zusammenarbeit mit Sportvereinen angeboten werden. Hier findet sportliches Training unter ärztlicher Betreuung und qualifizierter Anleitung statt.

Die Atmung soll bei allen sportlichen Übungen harmonisch in den Ablauf einbezogen werden. Achten Sie dabei insbesondere auf eine möglichst ruhige Zwerchfellatmung.

Warum manche Medikamente bei Leistungssportlern verboten sind

Auf der Verbotsliste des Internationalen Olympischen Komitees (IOC) stehen auch einige Asthmamedikamente.

Sowohl die antientzündlich wirksamen Corticoide als auch Beta-2-Sympathomimetika fördern, sobald sie ins Körpersystem aufgenommen werden, den Stoffwechsel. Sie sind den anabolen Substanzen zugeordnet und werden daher als Dopingmittel aufgefasst. Systemische Corticoide, also Cortisontabletten, -injektionen oder -zäpfchen, sind grundsätzlich verboten. Bei den inhalativen Medikamenten ist der Gebrauch in den meisten Fällen anzeigepflichtig. Dies gilt u. a. sowohl für alle inhalativen Steroide als auch für die Beta-2-Mimetika Terbutalin, Salbutamol, Formoterol und Salmeterol, die im Übrigen freigegeben sind. Die Verwendung der anderen Beta-2-Mimetika einschließlich Bambuterol, Clenbuterol, Fenoterol, Orciprenalin und Reproterenol ist in jeder Form verboten. Andere Wirkstoffe wie DNCG, Ketotifen und Leukotrien-Antagonisten wie Montelukast sind ohne Einschränkungen zugelassen.

Vor dem Sport empfiehlt sich ein langsames Aufwärmen. Bei Anstrengungsasthma ist die Einnahme eines sofort wirksamen Beta-2-Sympathomimetikums (kurz oder lang wirksam, z. B. Sultanol® oder Oxis®) vor dem Sport sinnvoll. Ein entsprechendes Präparat sollte grundsätzlich als Notfallmedikament griffbereit sein. Muten Sie sich keine stärkeren Belastungen zu, wenn Sie übermüdet sind. Vorsicht ist auch bei Wettkampfsportarten anzuraten, bei denen man die eigene Leistungsgrenze erreicht oder möglicherweise überschreitet. Sofern unter medikamentöser Therapie auch bei starker körperlicher Belastung keinerlei Asthmabeschwerden auftreten, ist auch Leistungssport möglich. So litten nach einer Untersuchung 20 % der Teilnehmer der letzten Olympischen Spiele an Asthma. Zu den Leistungssportlern mit Asthma gehören z. B. der Fußballspieler Mario Basler sowie der mehrfache Goldmedaillengewinner Mark Spitz.

Mit Asthma reisen

Je nach Wahl Ihres Urlaubsorts können sich Asthmabeschwerden verstärken oder vermindern. Ein längerer Aufenthalt in Städten mit hoher Umweltschadstoffbelastung wie etwa Kairo oder Mexico-City steigert häufig die Reizung der Bronchialschleimhaut und somit Ihr Asthma. Saubere Luft in industriefreier und allergenarmer Umgebung führt gewöhnlich zu einer besseren Asthmakontrolle.

Wenn Sie an einer Pollenallergie leiden, sollten nur pollenarme Urlaubsregionen Ihr Ziel sein, beispielsweise am Meer oder im Hochgebirge. Beachten Sie auch die jeweilige Pollenflugsaison vor Ort. Berge und Meer sind generell günstig bei Hausstaubmilbenallergien. (Oberhalb 2 000 m

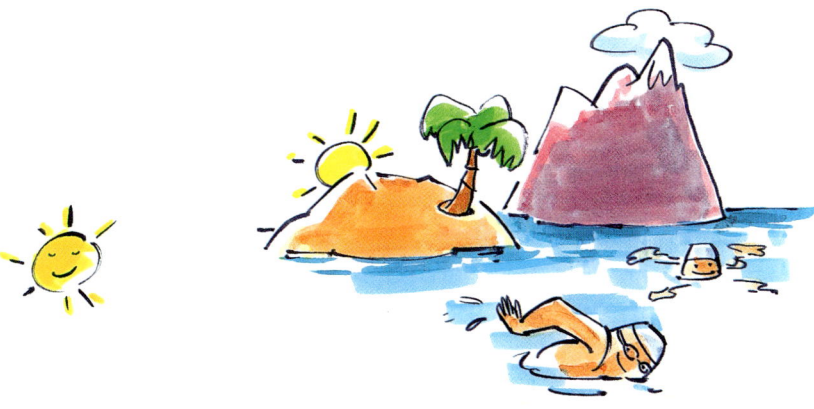

haben Milben keine Überlebenschance.) Alte, feuchte Häuser (z. B. Bauernhäuser) sind nichts für Hausstaubmilbenallergiker. Patienten, die bei nasskaltem Wetter über Asthmabeschwerden klagen, sollten Gebiete mit mildem Klima bevorzugen.

Praxistipp

Notfall- und Reiseapotheke des Asthmatikers

Zur Therapie von Asthmaanfällen

- sofort wirksames bronchialerweiterndes Beta-2-Sympathomimetikum, z. B. Aerodur®, Sultanol® und Basismedikament (inhalative Steroide)
- Theophyllintropfen, z. B. Solosin®
- Cortisonzäpfchen oder -tabletten, z. B. Decortin® (20 mg Tbl.), Prednison ratio® (5 mg Tbl.) oder Rectodelt® (Supp.)

Zur Therapie von allergischem Schnupfen

- Antihistaminika (Tabletten), z. B. Telfast®, Zyrtec®, Allergodil® und/oder antiallergische Nasen-/Augentropfen, z. B. Allergodil-Nasentropfen®/Vividrin®-Augentropfen

Zur Therapie von bakteriellen Atemwegsinfekten

- Antibiotika (Tabletten) bei erhöhter Infektanfälligkeit und Infektasthma, z. B. Tavanic®, Roxigrün®
- Schleimlöser (Tropfen, Tabletten oder Brausetabletten), z. B. Soledum® (Kps.), Pulmicret®, NAC®, Ambroxol®

Zur Therapie einer Insektenstich- oder schweren Nahrungsmittelallergie

- Cortisontabletten, z. B. Decortin,
- Antihistaminika-Tabletten, z. B. Fenistil
- Adrenalin (plus Cortisontabletten plus Antihistaminika) (Tbl., s. o.), z. B. Epinephrin zur Selbstinjektion, z. B. Fastjekt
- Calcium-Brausetabletten, z. B. Calcium forte Sandoz® (1 000 mg Brausetabletten)

Zur Asthma-Eigenkontrolle

- Peak-Flow-Meter, Peak-Flow-Tagebuch und Therapieplan
- Telefonnummer und Adresse des Hausarztes

Trinken Sie auf Langstreckenflügen reichlich Flüssigkeit. Bei Neigung zu trockenen Schleimhäuten durch Klimaanlagen sollten Sie eine Nasensalbe (z. B. Bepanthen) benutzen und möglichst durch die Nase atmen, um die Luft zu filtern.

Immer im Handgepäck: die Reiseapotheke

Die täglich benötigten Medikamente sollten in ausreichender Menge im Handgepäck vorhanden sein. Wenn bereits häufiger Asthma oder Asthmaanfälle aufgetreten sind, empfiehlt es sich, für den Notfall auch stärker wirksame Medikamente mitzunehmen. Grundsätzlich sind Medikamente der nächsthöheren Therapiestufe zu berücksichtigen (siehe Asthma-Stufentherapie, S. 93). Cortisontabletten oder -zäpfchen, insbesondere für Kleinkinder, sind wichtiger Bestandteil einer Notfallapotheke und sollten immer dann auf Ihrer Liste stehen, wenn das Asthma sehr wechselhaft verläuft.

Bei Neigung zu schwergradigen eitrigen Infekten sprechen Sie mit Ihrem Arzt über die Möglichkeit, Ihnen ein geeignetes Antibiotikum zu verschreiben, um Arztbesuche im Urlaub zu vermeiden. Besteht eine Allergie, sollten Sie auch an Antiallergika denken. Falls Sie (z. B. durch einen Insektenstich) bereits einmal einen allergischen Schock erlitten haben, muss zusätzlich eine »Schockapotheke« eingepackt werden (s. S. 158).

Asthma und Schwangerschaft

Etwa 4 % aller Schwangerschaften werden durch Asthma kompliziert. Unkontrolliertes Asthma gefährdet jede Schwangerschaft. Zu den Folgen zählen Frühgeburten, vermindertes Geburtsgewicht, Präeklampsie (mit Hochdruck und Nierenerkrankung einhergehende Erkrankung der Schwangeren) sowie erhöhte Sterblichkeit der Ungeborenen.

Der Verlauf von Asthma während der Schwangerschaft ist nicht vorhersehbar. Bei manchen Frauen bleibt das Asthma unverändert, bei anderen bessert oder verschlechtert es sich. Möglicherweise sind hormonelle und/oder psychische Umstellungen innerhalb der Schwangerschaft die Ursache. Wichtig ist nicht nur die Kontrolle der medikamentösen Therapie, sondern auch regelmäßige Atemübungen, da das Zwerchfell im Lauf der Schwangerschaft zunehmend nach oben gedrängt wird.

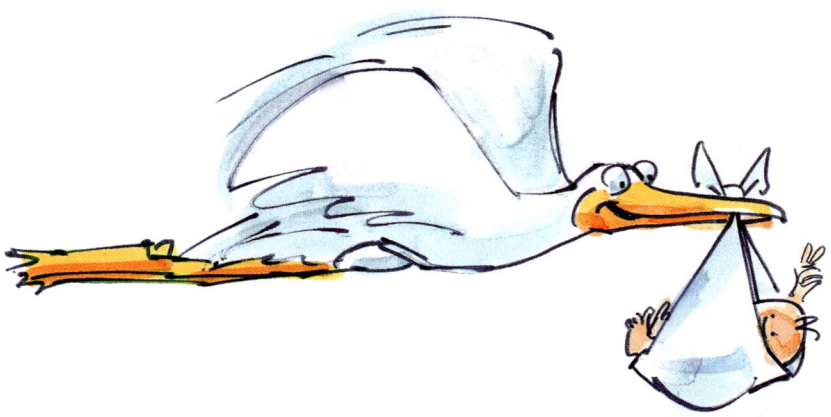

Auslösende Asthmafaktoren sind unbedingt zu meiden, um den Medikamentenbedarf so niedrig wie möglich zu halten. Durch die Therapie muss gewährleistet sein, dass das Asthma stabil ist und kein Sauerstoffmangel auftritt. Die Lungenfunktionswerte sollten zumindest im unteren Normbereich liegen. Riskiert man durch eine zu vorsichtige Therapie einen Asthmaanfall, besteht aufgrund des Sauerstoffmangels Lebensgefahr für das Kind und in den ersten drei Schwangerschaftsmonaten zusätzlich das Risiko für Missbildungen.

Die Asthmamedikamente sollten vorzugsweise in inhalativer Form eingenommen werden. Gegen inhalative Steroide und Beta-2-Sympathomimetika gibt es auch in den ersten Schwangerschaftsmonaten keine Bedenken. In den meisten Fällen kann die Asthmatherapie während der gesamten Schwangerschaft unverändert fortgeführt werden.

Grundsätzlich sollten in dieser Zeit Medikamente niemals ohne Rücksprache mit dem behandelnden Hausarzt sowie Gynäkologen eingenommen werden. Die Medikamente der folgenden Liste sind – auch bei Nichtasthmatikerinnen – in der Schwangerschaft verboten.

● Tab. 11: Medikamente, die während der Schwangerschaft gemieden werden sollten

Wirkstoff	Einsatzgebiet
Cortison (Tablette, Spritze)	Schwere Allergien und Asthma
Alpha-Adrenergika	Kollapsneigung bei niedrigem Blutdruck
Epinephrin	Allergische Schockreaktionen
Jodidhaltige Medikamente	Schilddrüsenvergrößerung durch Jodmangel
Sulfonamide	bakerielle Infektionen
Tetrazykline	bakterielle Infektionen
Gerinnungshemmer	Thrombose

Wenn eine Operation ansteht

Jede Operation birgt ein Risiko, das sich bei Asthmatikern durch die Überempfindlichkeit der Atemwege noch erhöht. Der behandelnde Chirurg sowie der Narkosearzt (Anästhesist) sollten vor der Operation darüber informiert werden, dass Asthma vorliegt. Sprechen Sie gegebenenfalls zusätzlich mit Ihrem Hausarzt, damit dieser den Chirurgen und den Anästhesisten über die Schwere Ihres Asthmas informiert.

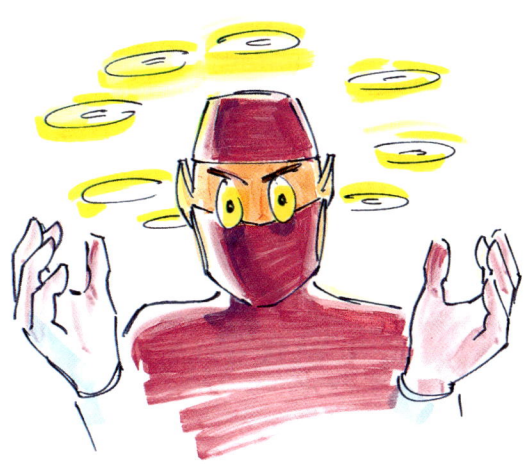

Bei Vollnarkosen wird oft ein Gummischlauch (Tubus) in die Luftröhre geschoben, um die Beatmung durchzuführen bzw. eine freie Atmung zu gewährleisten. Unter Umständen muss Ihnen der Narkosearzt direkt vor der Operation eine Cortison- und/oder Theophyllinspritze geben.

Achten Sie darauf, dass Ihr Asthma zum Zeitpunkt der Operation stabil ist und Sie keinen Infekt der Atemwege haben. Bei Beschwerden sollten Sie Ihrem Hausarzt Ihr Peak-Flow-Protokoll und das Tagebuch zeigen.

Bitte vergessen Sie nicht, die Asthmatherapie direkt vor und nach der Operation unverändert fortzusetzen.

Asthma im Alter

Die Sterblichkeitsrate bei Asthma ist im Alter über 55 Jahre am höchsten. Dies erklärt sich durch den Umstand, dass ältere Menschen oft weitere Erkrankungen haben, die ihr Asthma komplizieren können. In diesen Fällen ist besonders darauf zu achten, dass sich die verordneten Medikamente gegenseitig nicht verstärken bzw. abschwächen oder die Beschwerden anderer Erkrankungen nicht intensivieren.

Besondere Vorsicht ist wegen möglicher Unverträglichkeiten bei Betablockern (z. B. zur Blutdrucksenkung) und bei nichtsteroidalen Antirheumatika sowie bei Aspirin geboten. Theophylline können bei älteren Menschen mit Herzproblemen zu Herzrhythmusstörungen und Kaliummangel führen.

Auch für ältere Menschen gilt, dass sie ihren täglichen Aufgaben ebenso wie Sport und Hobbys weitgehend uneingeschränkt nachgehen sollten (s. S. 155 ff.).

Adressen, die weiterhelfen

Deutscher Allergie- und Asthmabund (DAAB) e. V.
Hindenburgstraße 110
41061 Mönchengladbach
Tel. 02161/814940
(Beratungsstelle: 02161/10207)
Fax: 02161/8149430
E-Mail: info@daab.de
Internet: www.daab.de

Arbeitsgemeinschaft Allergiekrankes Kind – Hilfen für Kinder mit Asthma, Ekzem oder Heuschnupfen (AAK) e. V.
Nassaustraße 32
35745 Herborn
Tel. 02772/92870
Fax: 02772/928748
E-Mail: aak-ev@t-online.de
Internet: www.aak.de

Deutsche Atemwegsliga e. V.
Burgstraße 12
33175 Bad Lippspringe
Tel. 05252/954505
Fax: 05252/954506
E-Mail: atemwegsliga.u.butt@t-online.de
Internet: www.atemwegsliga.de

Deutsche Hilfsorganisation Allergie und Asthma e. V. (DHAA) Bundesgeschäftsstelle
Bonusstraße 32
21079 Hamburg
Tel. 040/7631322
Fax: 040/7631339
E-Mail: dhaa-hamburg@t-online.de
Internet: www.daab-hamburg.de

Allergiker Selbsthilfe e. V. für Kinder, Jugendliche und Erwachsene mit Asthma, Neurodermitis und Allergien
Postfach 1665
65766 Kelkheim
Tel. 06195/910674
Fax: 06195/910674
E-Mail: allergiker-selbsthilfe@t-online.de

Allergie- und umweltkrankes Kind e. V.
Westerholter Straße 142
45892 Gelsenkirchen
Tel. 0209/30530 oder 0209/3809036
Fax: 0209/3809037
E-Mail: AUKGE@aol.com
Internet: http://members.aol.com/AUKGE

Patientenliga Atemwegserkrankungen e. V., c/o Patients Care Mainz
Wormser Straße 81
55276 Oppenheim
Tel. 06133/3543
Fax: 06133/2024
E-Mail: patientenliga@pharmedico.de
Internet: www.patientenliga-atemweg.de

3H Organisation Deutschland e.V.
Breitenfelder Straße 8
20251 Hamburg
Tel. 040/479099
Fax: 040/46777632
E-Mail: kundaliniyoga.3ho@t-online.de
Internet: http://yoga.home.pages.de

Bücher zum Weiterlesen

Zum Thema Asthma und Allergien

Allergien. Ursachen, Vorbeugung, Behandlung. Maushagen-Schnaas, E., Waldmann, W.; TRIAS 1996.

Angst vor Cortison? Informationen und Ratschläge, Kaiser, H.; TRIAS 1999.

Der Luftikurs für Kinder mit Asthma. Ein fröhliches Lern- und Lesebuch für Kinder und ihre Eltern. Theiling, S., Szczepanski, R., Lob-Corzilius, Th.; TRIAS 2001.

Gut leben trotz Nahrungsmittel-Allergie. Wie der Arzt Ihre persönlichen Auslöser erkennt. Viele Empfehlungen für jeden Tag. Mit praktischer Lebensmittelkunde: Was ist wo drin? Thiel, C.; TRIAS 1997.

Nahrungsmittel-Allergie: So helfen Sie Ihrem Kind. Die wichtigsten Auslöser von Unverträglichkeiten: Wie Sie sie vermeiden. Mit praktischer Lebensmittel-Kunde: Was ist wo drin? Viele leckere Rezepte für die ganze Familie. Meyer-Rebentisch, K., Friedrichsen, K.; TRIAS 2000.

Zum Thema Entspannung

Mehr Lebensenergie durch Surya Marga. So schaffen Sie das Unglaubliche: Wie Sie mit 5 einfachen Übungen verborgene Kräfte freisetzen. Spachtholz, B.; TRIAS 1999.

So einfach ist Autogenes Training. Wie Sie das klassische Entspannungsverfahren leicht erlernen. Wilk, D.; TRIAS 2000.

So einfach ist Autogenes Training. Wie Sie das klassische Entspannungsverfahren leicht erlernen. Wilk, D.; TRIAS Relax-CD.

Stressfrei durch Progressive Relaxation. Mehr Gelassenheit durch Tiefmuskelentspannung nach Jacobson: So nutzen Sie die Erfolgsmethode. Ohm, D.; TRIAS 1999.

Die Wissenschaft vom Atmen. Eine praktische Einführung. Rama S., Ballentine R., Hymes A., GOLDMANN 2000.

Das Kundalini Yoga. Handbuch für Gesundheit, Körper, Geist und Seele, Singh Satya, HEYNE 2000.

Atemgymnastik. Bewußt atmen, entspannt leben. Übungsprogramme für Stressabbau und Körperwahrnehmung. Beh, D. BLV-Verlagsgesellschaft 1999.

Stichwortverzeichnis